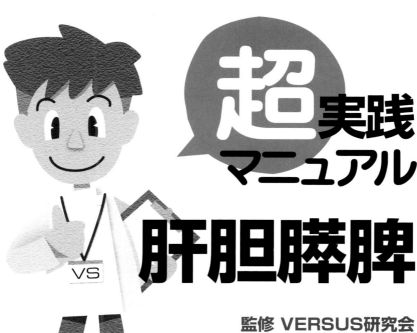

超実践マニュアル 肝胆膵脾

監修 VERSUS研究会
編集 小倉明夫 / 石風呂実 / 松原　馨 /
對間博之 / 内田幸司 / 船橋正夫

医療科学社

編集者　序

　爽やかな春風と初夏の日差しを浴びながら，ワクワクする気持ちでこの序文を書いております．この超実践マニュアルシリーズも，ほとんどのモダリティの解説書を発刊し，いよいよ第2段階に入ってまいりました．

　診療放射線技師が臨床研究をする場合，従来はモダリティ別に発表・研究していることが一般的でした．これは，臨床業務においてローテーションはあるものの，特定のモダリティに専門性をおいて，勉強や研究を行ってこられたためと考えます．この専門性は非常に重要で，広く浅く医用全般を知る必要はあるのですが，特にプロフェッションとして1つのモダリティに特化して深い知識を習得することが，チーム医療全体の向上に連携していると考えます．そのために，専門認定技師の制度も確立してきているものと確信しております．

　しかし放射線医学雑誌を見てもわかるように，多くは臓器別にセクションが分かれています．これは，各臓器の画像診断においては多角的な検査情報，医療情報から画像診断に導いていく必要があるためです．診療放射線技師も各検査の撮像技術，読影技術を論じる場合に，1つの臓器器官に対してさまざまなモダリティ検査の得意・不得意を認識し，医療進歩に準じて常に新しい知識を習得しておくことが必要となります．

　これがマルチモダリティシンポジウム Versus の根幹でありますが，本書において，その主旨に合致した新しい臓器別シリーズを始めることになりました．その第1弾が，本書の「肝胆脾膵」の上腹部です．上腹部における各モダリティの撮像技術や各病変の画像の見え方，侵襲度，安全性を含めた長所短所も記載していますので，是非一読いただき，自分の専門とするモダリ

ティへフィードバックいただければ幸いです。

　また私の願いとして，これからの診療放射線技師は第2の専門性を持つ必要があると考えています。すなわち，専門モダリティと専門臓器を持つということです。第2の専門性を確立する上においても本書をご活用いただければ嬉しく思います。

　最後に，本書の出版に絶大なるご協力を頂いた，医療科学社の斎藤聖之氏ならびに代表取締役の古谷敷信一氏に深く感謝いたします。

2018年5月吉日
編者を代表して
小倉　明夫

シリーズ　序

　医療に従事するすべての技術者は，大いなる使命を自覚しなければなりません。なぜならその使命とは，"科学の進歩による恩恵を，病に苦しむ患者に還元すること"にほかならないからです。
　近年の医療技術の進歩は目を見張るものがあり，その進歩に対応すべく学会をはじめとして多くの研修会や勉強会が開催され，また多種の書籍が刊行されています。しかし，それらの書籍では臨床例は提示されていても，どのような設定で得られた画像かが不明なものも多く，そのまま実践に移すことが困難な場合も多々見られます。いまこの時代に求められているのは，急速な進歩のなかで本当に役に立つ実践の書ではないでしょうか。
　医療界全体を見渡しても，社会経済の混迷を反映して，診療報酬の改定に端を発した大きな構造改革を余儀なくされており，経済を重視しつつ高度な医療が要求されはじめました。医療行為のあり方とその質が問われる時代が到来したのです。
　このような状況で，診療放射線技師の業務はより一層高い専門性を要求されると同時に，多様化への柔軟な対応も求められています。臨床の場では，24時間体制で高度な医用画像を求める声が高まっています。これらに対応するには専門的な技量を持った技師をあらゆる分野に24時間確保することが必要ですが，現実的には不可能です。また，有能な人材を偏りのないバランスの良い技師へと導くことも重要です。このため多くの医療施設では，業務のローテーション制を取り入れ，あらゆる要求に対し最低限のレベルを確保して対応しています。しかし，そのレベルに問題が生じないわけがありません。

私たちは「最低限のレベル」をいかに上げるかが焦眉の課題であると認識し，本シリーズにおいては，理論より実践を重視しました。その力点は，個々の施設でできうる最高の検査を行うための方法論を，装置の性能までも考慮に入れ，初学者にわかるように体系的かつ具体的に提示することに注がれています。本シリーズは出発点であり，本シリーズを 礎(いしずえ) として豊な未来が構築されることを願い信じています。このシリーズが私たちの明日に架ける橋だと自負しています。

　また，このシリーズが大いなる気概を胸に秘めた新たな医療人たちの良き糧となり，多くの患者のために貢献できることを心より祈ります。

　最後に，本シリーズの出版にあたって医療科学社の方々を始めとして多くの分野の方々のご協力・ご助言・示唆をいただきました。すべての皆様に深く感謝の意を表したいと思います。

2006 年 3 月吉日
船橋　正夫

目　次

編集者　序
シリーズ　序
目　　次
Q & A目次
執筆者一覧

I　解剖・生理

1 肝臓　　　　　　　　　　　　　　　　　　　　　　3

2 胆嚢・胆道　　　　　　　　　　　　　　　　　　12

3 膵臓　　　　　　　　　　　　　　　　　　　　　15

4 脾臓　　　　　　　　　　　　　　　　　　　　　19

II　撮像技術と疾患

1　CT

CT 検査の前に ………………………………… 23

1 肝臓　　　　　　　　　　　　　　　　　　　　　28

1. 肝臓の撮影法 ……………………………… 28

2. 撮影（造影）時相 …………………………………… 33
　　3. 肝臓の代表的な疾患 ………………………………… 38
　　　1）脂肪肝 …………………………………………… 38
　　　2）ヘモクロマトーシス …………………………… 39
　　　3）肝細胞癌 ………………………………………… 40
　　　4）転移性肝癌 ……………………………………… 42
　　　5）海綿状血管腫 …………………………………… 43

2 胆道系　　　　　　　　　　　　　　　　　　　　　45

　　1. 胆道系の撮影法 ……………………………………… 45
　　2. 胆道系の代表的な疾患 ……………………………… 49
　　　1）胆石症 …………………………………………… 49
　　　2）急性胆嚢炎 ……………………………………… 50
　　　3）胆嚢腺筋症 ……………………………………… 50
　　　4）胆嚢癌 …………………………………………… 50
　　　5）胆管癌 …………………………………………… 52

3 膵臓　　　　　　　　　　　　　　　　　　　　　　53

　　1. 膵臓の撮影法 ………………………………………… 53
　　2. 膵臓の代表的な疾患 ………………………………… 57
　　　1）急性膵炎 ………………………………………… 57
　　　2）慢性膵炎 ………………………………………… 59
　　　3）膵管内乳頭腫瘍 ………………………………… 60
　　　4）神経内分泌腫瘍 ………………………………… 61
　　　5）膵癌 ……………………………………………… 62

4 脾臓　　　　　　　　　　　　　　　　　　　　　　63

5 外傷（肝脾膵損傷） 65

1. CT所見に基づく損傷分類 ……………………………… 65
   1) 肝損傷 ……………………………………………… 65
   2) 脾損傷 ……………………………………………… 68
   3) 膵損傷 ……………………………………………… 69

6 手術支援 71

1. 肝臓 ……………………………………………………… 71
   1) 肝切除術前3DCT撮影法 ………………………… 71
   2) 肝切除術前3DCT画像作成法 …………………… 76
2. 胆道系 …………………………………………………… 82
   1) 胆道系術前3DCT撮影法 ………………………… 82
   2) 胆道系術前3DCT画像作成法 …………………… 82
3. 膵臓 ……………………………………………………… 85
   1) 膵切除術前3DCT撮影法 ………………………… 85
   2) 膵切除術前3DCT画像作成法 …………………… 88

2　MRI

MRI検査の前に ……………………………………………… 93

1 肝臓 102

1. 肝臓の撮像法 …………………………………………… 102
2. 造影前 …………………………………………………… 109

3. ダイナミック撮像 …………………………………… 111
4. 呼吸同期撮像 ………………………………………… 114
5. 肝細胞相 ……………………………………………… 120
6. SPIO 造影検査 ……………………………………… 123
7. 代表的な疾患 ………………………………………… 125
　1）多血性肝細胞癌 ………………………………… 125
　2）乏血性肝細胞癌 ………………………………… 126
　3）転移性肝癌 ……………………………………… 127
　4）海綿状血管腫 …………………………………… 128
　5）NASH から肝細胞癌 …………………………… 129
　6）脂肪の定量 ……………………………………… 130

2 胆囊・膵臓　　131

1. 胆囊と膵臓の撮像法 ………………………………… 134
　造影 …………………………………………………… 136
2. 胆囊と膵臓の代表的な疾患 ………………………… 138
　1）胆囊腺筋腫症 …………………………………… 138
　2）原発性硬化性胆管炎 …………………………… 138
　3）膵管内乳頭粘液性腫瘍 ………………………… 138
　4）副脾 ……………………………………………… 140

3　核医学

1 肝受容体シンチグラフィ　　141

1. 撮像法 ………………………………………………… 141
2. 代表的な疾患 ………………………………………… 154

2 肝脾シンチグラフィ　　159

1. 撮像法 …………………………………………… 159
2. 代表的な疾患 …………………………………… 161

3 肝胆道シンチグラフィ　　162

1. 撮像法 …………………………………………… 162
2. 代表的な疾患 …………………………………… 164

4　超音波

超音波検査の前に ……………………………… 167

1 肝臓　　169

1. 観察の注意点 …………………………………… 169
2. 画像条件 ………………………………………… 170
3. 観察断面 ………………………………………… 171
4. びまん性肝疾患の撮像法 ……………………… 178
   1) 脂肪肝 ……………………………………… 186
   2) 急性肝炎 …………………………………… 190
   3) アルコール性急性肝炎 …………………… 195
   4) 慢性肝炎 …………………………………… 199
   5) 肝硬変 ……………………………………… 207
5. 腫瘍性病変の撮像法 …………………………… 215
   1) 肝血管腫 …………………………………… 215
   2) 肝細胞癌 …………………………………… 220

3）転移性肝癌 …………………………………… 227

② 胆囊・胆道　　233

1．観察の注意点 …………………………………… 233
2．疾患別撮影法 …………………………………… 246
　1）胆石症 ……………………………………… 246
　2）胆嚢腺筋腫症 ……………………………… 248
　3）胆嚢癌 ……………………………………… 250
　4）急性胆嚢炎 ………………………………… 252
　5）慢性胆嚢炎 ………………………………… 254
　6）原発性硬化性胆管炎 ……………………… 256
　7）肝外胆管癌 ………………………………… 258
　8）先天性胆道拡張症 ………………………… 260
　9）膵・胆管合流異常 ………………………… 262

③ 膵臓　　265

1．観察の注意点 …………………………………… 265
2．疾患別撮影法 …………………………………… 274
　1）膵管内乳頭粘液性腫瘍 …………………… 274
　2）粘液性嚢胞腫瘍 …………………………… 276
　3）漿液性嚢胞性腫瘍 ………………………… 278
　4）充実性偽乳頭状腫瘍 ……………………… 280
　5）神経内分泌腫瘍 …………………………… 282
　6）膵管癌 ……………………………………… 284
　7）急性膵炎 …………………………………… 286
　8）慢性膵炎 …………………………………… 288
　9）自己免疫性膵炎 …………………………… 290

Ⅲ ダイナミック・スタディの比較

1. 肝臓ダイナミック・スタディでのCTとMRIの相違点　295

参考文献 …………………………………………………… 301
索　　引 …………………………………………………… 313

Q&A目次

代償期と非代償期とは何ですか? ……………………………………… 10

なぜ右肘静脈がよいのですか? ………………………………………… 26

ダイナミック CT はどのようなものですか …………………………… 28

ボーラストラッキング法って何ですか? ……………………………… 34

AP シャントについて教えてください。………………………………… 41

DIC-CT に欠点はありますか? ………………………………………… 48

急性膵炎を疑う場合の撮影範囲は?
また,フォローアップ目的では毎回 Dynamic 撮影が必要? ………… 58

腫瘍の大きさや個数がいっしょなら,
切除 Volume は大体同じになりますか? ……………………………… 81

胆管がんの肝切除シミュレーションでも DIC-CT は Fusion するの? … 83

静脈系はどの血管が重要ですか? ……………………………………… 92

造影剤の造影能はどのように示すの? ………………………………… 99

息止め vs 呼吸同期? どちらがいいの? …………………………… 104

撮像パラメータはどのように決めるの? ……………………………… 106

多血性と乏血性腫瘍の違いは?? ……………………………………… 114

造影後に T2 強調画像を撮像してもいいの? ………………………… 116

肝細胞相はいつ撮像する?? …………………………………………… 120

呼吸停止困難な患者さんのときはどうするの? ……………………… 135

EOB 肝造影検査に MRCP を追加依頼されましたが
MRCP の撮像タイミングは? …………………………………………… 136

CT 減弱補正を行う際に,SPECT 画像と CT 画像の位置合わせが
上手くいきません。どうしたらいいですか? ………………………… 146

更新回数（サブセット数×繰り返し回数）は
どのように設定したらいいですか？ ……………………………………… 147

心臓部と肝臓部の ROI の設定はどうしたらいいですか？ ……………… 148

HH15, LHL15 と Indocyanine green (ICG) 試験には
どのような関係性があるの？ …………………………………………… 148

ICG 試験と肝受容体シンチグラフィにはどのような違いがありますか？ … 153

残肝予備能はどのように計算したらいいの？ …………………………… 153

肝受容体シンチで禁食してこなかった場合は？ ………………………… 158

肝臓の PET 検査はないのですか？ ……………………………………… 158

メッシュワークパターンとは？ ………………………………………… 202

NASH とは？ …………………………………………………………… 211

Shotgun sign って何ですか？ …………………………………………… 243

よく急性胆嚢炎かどうかの判断に迷いますが，
良い方法はありませんか？ ……………………………………………… 252

肝門部の胆管癌は肝内胆管癌で良いですか？ …………………………… 258

飲水法で飲んでもらう水は水道水でも良いのですか？ ………………… 266

Penetrating duct sign って何ですか？ …………………………………… 273

粘液性嚢胞性腫瘍の特徴的な超音波所見は何ですか？ ………………… 276

どのような場合に充実性偽乳頭状腫瘍：SPN を疑いますか？ ………… 280

膵管癌に対して sonazoid 造影超音波検査はできますか？ ……………… 284

造影剤に対して，本当に MRI の方がコントラストは高いの？ ………… 295

解像特性はどうでしょうか。 …………………………………………… 297

執筆者一覧（執筆順）

尾崎 史郎	えだクリニック 整形外科リハビリテーション科 PICTORU いずも画像診断室
内田 幸司	えだクリニック 整形外科リハビリテーション科 PICTORU いずも画像診断室
舩山 和光	北海道勤労者医療協会 勤医協中央病院 放射線部
原田 耕平	札幌医科大学附属病院 放射線部
石風呂 実	広島大学病院診療支援部　画像診断部門
高橋 順士	虎の門病院分院 放射線部
氏田 浩一	群馬大学医学部附属病院 放射線部
長谷川 大輔	岡山済生会総合病院 画像診断科
對間 博之	茨城県立医療大学 保健医療学部
丸山 憲一	東邦大学医療センター大森病院 臨床生理機能検査部
岡村 隆徳	聖マリアンナ医科大学病院 超音波センター
小倉 明夫	群馬県立県民健康科学大学・大学院

編　集

小倉 明夫	群馬県立県民健康科学大学・大学院
石風呂 実	広島大学病院診療支援部 画像診断部門
松原　馨	朝日新聞 東京本社 診療所
對間 博之	茨城県立医療大学 保健医療学部
内田 幸司	えだクリニック 整形外科リハビリテーション科 PICTORU いずも画像診断室
船橋 正夫	大阪急性期・総合医療センター 医療技術部

I 解剖・生理

1. 肝　　臓
2. 胆嚢・胆道
3. 膵　　臓
4. 脾　　臓
………………………………………… 尾崎史郎（えだクリニック）
………………………………………… 内田幸司（えだクリニック）

1 肝臓

　肝臓は腹腔の右上部に位置し，横隔膜の直下にある。人体中最大の実質器官で，成人の場合大きさは左右径約20cm，前後径と高さ約15cm，体積約1リットルである。重さは1.5kgほどで体重のおよそ1/40を占める。その大半は胸郭に覆われ，横隔膜に接するので，触診するには背臥位（仰向け）になり，両膝を立てた状態で呼吸運動をさせる必要がある。肝臓は再生能力が高く，ネズミの例では9割以上切除しても機能障害が認められないばかりか，やがてもとの大きさに戻るという（図1）。

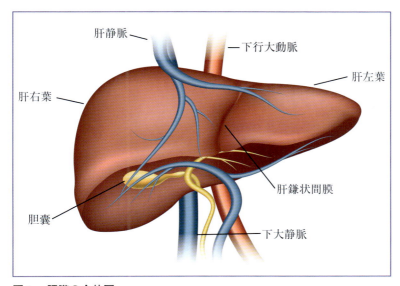

図1　肝臓の全体図

肝臓は後述の膵臓とともに十二指腸の付属腺である。他の実質臓器同様に表面が結合組織性の被膜（グリソン鞘）で包まれ、その一部が肝臓内部まで入り込み、神経や脈管、胆管を通す。グリソン鞘は肝臓内部で分枝し、最終的には肝実質を無数の肝小葉に分けている。

　肝小葉は肝臓の構造的な基本単位で、径1～2mm、高さ1～2mmの六角柱ないしは多角柱のかたちで肉眼でも十分確認できる。中心部を中心静脈という小静脈が貫き、その周囲には肝細胞が一層放射状に配列する。この一層の肝細胞の列を肝細胞索といい、細胞同士が連絡している。各肝細胞索の間には特殊な毛細血管（類洞または洞様毛細血管）が走り、グリソン鞘にある小葉間静脈（門脈の枝）と小葉間動脈（固有肝動脈の枝）の血液を受けて中心静脈へ血液を送り込む。一方、隣り合う肝細胞間には毛細胆管という細い管がつくられ、肝細胞で合成分泌された胆汁が流れ出し、小葉中心部の小葉間胆管に注ぐ。小葉間動脈・小葉間静脈・小葉間胆管の三者は伴行するために、小葉間の三つ組とよばれる（図2）。

　肝門には固有肝動脈と門脈のほか総肝管、リンパ管、神経が通り、肝臓内部で分岐して顕微鏡レベルで視認できるグリソン鞘に埋もれた網状の分枝と

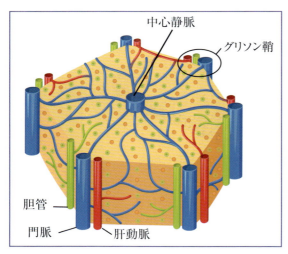

図2　肝小葉

なる。これを門脈域とよぶ。門脈には消化管からの血液がすべて集まる。すなわち，6m以上ある小腸や大腸，胃，膵臓，脾臓からの血液は心臓へ帰る途中で，すべて門脈を経て肝臓に流入するわけである。前述のように門脈は肝臓に入ったあと分岐して毛細血管となる。この毛細血管は特殊な構造をもち，類洞ないしは洞様毛細血管とよばれる。消化管からの血液は比較的ゆっくりとこの中を流れ，隣接する肝細胞索によりさまざまな修飾をうける。有名なクッパー星細胞はこの血管の管腔面に存在し，血液中の異物を貪食する。この毛細血管には固有肝動脈からの動脈血も流入し，肝細胞を栄養しているが，流量は門脈からの方が多く，全体の7割を占める。

　肝小葉からの血液は，つづいて肝静脈へ流出するが，小葉の中心には肝静脈の始まりとなる中心静脈があって，これらが集まって，しだいに太い静脈となり，最終的に3本の肝静脈となって下大静脈へ流出する。肝静脈は小葉間の三つ組とは違い横隔膜に接する無漿膜野という部位で下大静脈に合流する（図3）

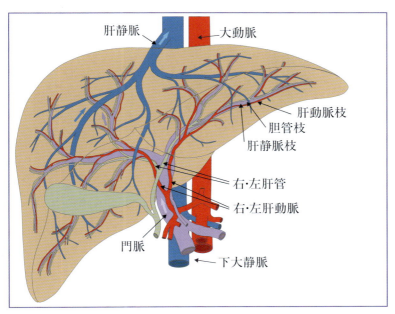

図3　肝臓の主な血管

肝臓は肝葉・区域に分けることができる。外観上では右葉・左葉・方形葉・尾状葉に分かれている。右葉は左葉より大きく，方形葉と尾状葉は左右両葉に挟まれている。

　肝区域は門脈三つ組の走行をもとにしたもので，クイノー（Couinaud）は門脈の分岐に応じてまず下大静脈と胆囊窩を結ぶ線（カントリー線）で肝臓を右肝部（右葉）と左肝部（左葉）とに分け，さらに機能的に独立する8区域に分類している（図4）。外科医は，手術の際にはこの肝区域を基準としていくつかの区域を切除することができる。

　門脈は肝門部で右枝と左枝に分岐するが，右枝に流入した門脈血が流れる領域が右肝部（右葉），左枝に流入した門脈血が流れる領域が左肝部（左葉）となる。右枝は前区域枝と後区域枝とに分岐して，さらにそれぞれが上下区

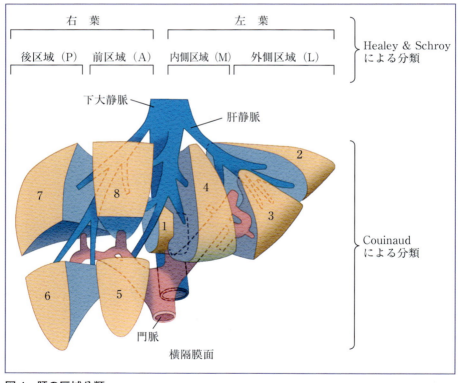

図4　肝の区域分類

域枝に分かれる。したがって右肝部（右葉）は前区域と後区域とに分かれ，さらに上下に分けられる（S5〜S8；Sはsegmentの意）。左枝からは内側区域枝と外側区域枝とが分岐し，さらにそれぞれが上下区域枝に分かれる。したがって左肝部（左葉）は内側区域（S4）と外側区域に分かれ，外側区域はさらに上下に分けられる（S2, S3）。尾状葉は独立して扱われる（S1）。

8区域は，臓側面からみてほぼ反時計回りに数字がふられている（図5）。

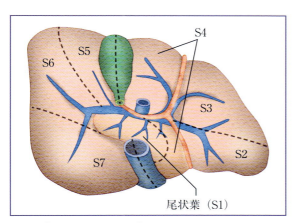

図5　内臓面からみた肝臓

肝細胞癌（hepatocellular carcinoma: HCC）

慢性ウィルス性肝炎が主要因で，C型肝炎抗体陽性率は70％，B型肝炎のHBs抗原陽性率は16％とされる。またアルコール性肝炎や他の非B型非C型肝炎，喫煙も誘因となるとされている。最近ではNASHなどの非B型非C型肝炎から発生する場合も増加している。

前癌病変である再生結節，異型結節から早期肝細胞癌，そして進行肝細胞癌へと分化してゆく。進行すると腫瘍内より分化度の低い結節が発生し，結節内結節の様相を呈する。

悪性度が高くなるにつれ，腫瘍は多血性を獲得し，造影CTなどでは早期相で濃染像を示すようになる。

腫瘍が進行するにつれ，門脈内への進展や肝内転移を起こし，予後不良因

子となる（図6）。

　リンパ節転移は，他の癌や腫瘍より少ない。

　臨床所見として肝細胞癌特有の症状は少ないが，増大した腫瘍を触れたり，出血に伴う突然の腹痛を自覚する場合がある。

　肝細胞癌の結節は肉眼的に，①単結節型，②単結節周囲増殖型，③多結節融合型，④小結節境界不明瞭型，⑤浸潤型の5型に分類されるが，①と②が最も多い（図7）。

　進行度（stage）はT（腫瘍），N（リンパ節転移），M（遠隔転移）因子を用いて，Stage Ⅰ，Ⅱ，Ⅲ，ⅣA，ⅣBに分類される。前述のようにリンパ節転移を伴うことは少ない。遠隔転移は肺，骨，副腎，腹膜，脳などに認められる（表1）。

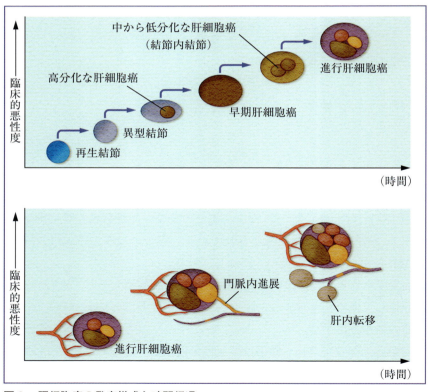

図6　肝細胞癌の発症様式と時間経過

また，T因子は癌腫の個数，大きさ，脈管侵襲の3項目により決められる（**図8**）。

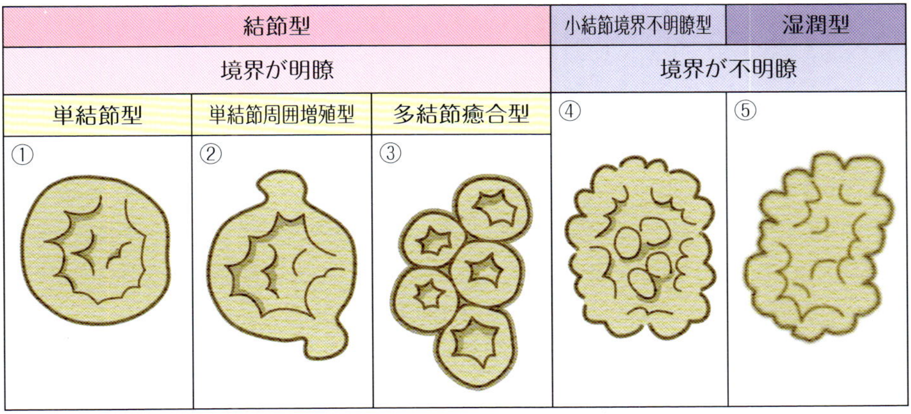

結節型			小結節境界不明瞭型	湿潤型
境界が明瞭			境界が不明瞭	
単結節型	単結節周囲増殖型	多結節癒合型	④	⑤
①	②	③		

図7 肝細胞癌の肉眼分類

表1 肝細胞癌のstage分類

Stage	T因子	N因子	M因子
Ⅰ	T1	N0	M0
Ⅱ	T2		
Ⅲ	T3		
ⅣA	T4		
	T1〜4	N1	
ⅣB	T1〜4	N0, N1	M1

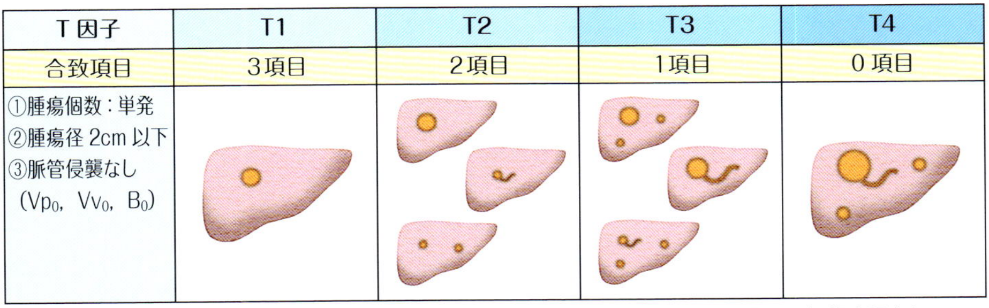

T因子	T1	T2	T3	T4
合致項目	3項目	2項目	1項目	0項目
①腫瘍個数：単発 ②腫瘍径 2cm 以下 ③脈管侵襲なし 　(Vp_0, Vv_0, B_0)				

Vp_0：門脈への侵襲を認めない。Vv_0：肝静脈への侵襲をみとめない。B_0肝内胆管への侵襲を認めない。

図8 肝細胞癌のT因子

転移性肝癌（metastatic liver cancer）・肝内胆管癌（intrahepatic cholangiocarcinoma）

　転移性肝癌の原発巣としては，大腸癌や胃癌，膵癌といった消化器癌のほか，乳癌や腎癌，肺癌，卵巣癌，カルチノイドなど多岐にわたる。肝内胆管癌の原因としては，肝吸虫症や原発性硬化性胆管炎などがあげられるが，不明であることが最も多い。また1～2割はウィルス性肝炎を合併している。

　これらの癌は初期には無症状であり，定期健康診断等の画像診断で偶然発見されることが多い。転移性肝癌は進行すると，肝臓全体が4～5倍にまで膨大し，上腹部痛や関連痛として右肩痛を訴え，心窩部に転移巣を触知できる場合がある。肝内胆管癌が進行すると，胆管が閉塞されることによる閉塞性黄疸や低アルブミン血症による腹水を生ずる。

肝硬変（liver cirrhosis）

　原因の約80％がウィルス性肝炎で，なかでもC型肝炎が最も多い。次いで飲酒によるアルコールの多量摂取が多い。近年，アルコールを飲まない人でも，メタボリックシンドロームを背景とした非アルコール性脂肪肝炎から肝硬変に至る症例が増加している。肝細胞の障害➡脱落➡残った肝細胞の強い再生➡繊維増生➡肝細胞の障害，という悪循環がある。

　臨床所見として初期には肝臓の代償機能がはたらくため無症状（代償期）であるが，症状の進行とともに手掌紅斑やクモ状血管腫，女性化乳房が現れ，非代償期になると下腿浮腫や腹水，食道静脈瘤，肝性脳症，黄疸といった症状をきたす。

門脈圧亢進症（portal hypertension）

　門脈を通る血流量の増加や，肝硬変などによる肝臓内の血流量の低下により起こる。

　通常の門脈圧は100～150mmH$_2$Oであるが，肝硬変によって血管が圧迫されて血液が流れにくくなり，門脈圧が200mmH$_2$O（14.7 mHg）以上を持続している状態を門脈圧亢進症という。この状態では門脈へ流れ込む血液は消化管に滞留して，食道・直腸・臍周囲を境界とする門脈系以外の側副循環路

へ逆流し，各々食道静脈瘤・痔核・メデューサの頭（臍周囲の静脈の怒張）を引き起こす。

Question

代償期と非代償期とは何ですか？

Answer

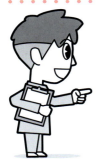

　肝臓の機能の一部に障害があっても，他の機能でそれを補うことができる時期を代償期といいます。その機能が限界に達し，腹水や静脈瘤などの症状が出現する時期が非代償期です。

2 胆嚢と胆道

　肝臓でつくられた胆汁は，胆管を通り胆嚢へ流れ込む。胆嚢は送られてきた胆汁から水分や塩分を吸収し，濃縮する。5～10倍に濃縮された胆汁は，粘液とともに十二指腸へ放出される（**図1**）。

　胆嚢は洋梨型の薄い袋で，肝右葉の胆嚢窩にはまり込んでいる。

　胆嚢の正常な大きさは胆汁の溜まった状態（30～50ml）で長径約8cm，短径3～4cm，とされている。胆嚢壁は粘膜層，固有筋層，漿膜下層，漿膜からなり，消化管と違い粘膜筋板，粘膜下層がないため厚さも薄い組織である。また，胆嚢壁の厚さは通常胆汁が溜まった状態で3mm以下とされるが，食事により脂肪分が胃に入ると胆汁は十二指腸へ排出され，胆嚢壁は正常でも4～7mm程に肥厚し，胆嚢も収縮することを知っておくとよい。

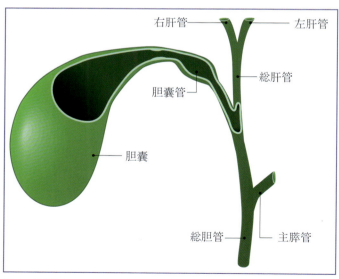

図1　胆嚢

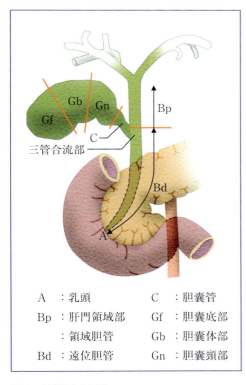

A	：乳頭	C	：胆嚢管
Bp	：肝門領域部	Gf	：胆嚢底部
	：領域胆管	Gb	：胆嚢体部
Bd	：遠位胆管	Gn	：胆嚢頸部

図2　胆道系の区分

　胆嚢は胆嚢管に連続する1/3を胆嚢頸部，胆嚢中央を胆嚢体部，胆嚢管から最も遠為位側1/3を胆嚢底部とし，3つの部位に分けられる。（**図2**）

　体部から頸部に移行する漏斗部にはハルトマン嚢と呼ばれるふくらみがあり，胆嚢結石などが嵌入しやすい。頸部はS字に屈曲し胆嚢管につながる。胆嚢管内の粘膜はラセンヒダを形成し，胆汁の出入りを調節する。

　胆管は，肝細胞から分泌された胆汁を十二指腸に排泄する経路であり，肝内胆管，肝外胆管，十二指腸乳頭部に分けられる。肝内胆管は肝小葉内では毛細胆管，細胆管として存在し，肝小葉を出た胆管は小葉間胆管と呼ばれる。

　肝臓の各区域からの胆管は合流して肝門部から肝外へ出て，右肝管，左肝管となり合流し1本の総肝管となる。

　総肝管は胆嚢からの胆嚢管と合流し，総胆管となる。総胆管は膵管と近接

または共通して，ファーター乳頭に開口する。

　胆管は粘膜層，繊維筋層，外膜下層，外膜に区分される。繊維筋層は乳頭部を取り囲む筋をオッディ(Oddi)括約筋とよび，迷走神経刺激により弛緩し，胆汁および膵液を十二指腸へと出す。括約筋の働きで十二指腸に入ってきた膵液や胆汁の逆流も防いでいる。

胆石症（cholelithiasis）

　原因・誘因としては胆汁の流出障害であり，胆囊結石など胆囊の機能不全，十二指腸乳頭の機能不全や狭窄，総胆管結石や胆管の狭窄または高度の病的拡張，細菌感染などにより生じる。

　症状・臨床所見としては胃痛のような腹痛，強い心窩部から右季肋部にかけての腹痛，胆囊炎などが生じる。胆囊炎では腹痛は食後しばらくしてから起こることが多い。総胆管結石が胆管末端の乳頭部にはまり込むと，胆汁の流れがせき止められて黄疸が現れる。総胆管結石が乳頭部で膵管を閉塞させて膵液の流れを妨げ，急性膵炎を引き起こすことも多い。細菌感染を起こすと，急性胆囊炎や急性閉塞性化膿性胆管炎が起こる。

膵胆管合流異常

　原因・誘因としては通常，胆管と膵管は括約筋の作用が及ぶ十二指腸壁内で合流し共通管を形成する。膵管胆道合流異常は，膵管と胆管が十二指腸壁外で合流する先天性の奇形で，合流部に括約筋の作用が及ばないため，膵液と胆汁が相互に逆流し，胆管炎，胆石形成，閉塞性黄疸，急性膵炎，などの様々な病態を引き起す。胆管拡張を伴うものは先天性胆道拡張症と呼ばれる。

　症状・臨床所見としては腹痛，嘔吐，嘔気，発熱，黄疸，灰白色便，腹部腫瘤などで発症する。しかし，無症状である場合も多く，ERCPや術中胆道造影により偶然に発見されることも多い。また，胆道癌を好発することでも知られ，好発年齢が20〜30歳代から加齢とともに発癌のリスクが増大する。

　胆管拡張例，非拡張例の胆道癌の頻度は正常人に比べると高率となっている。

3 膵臓

　膵臓は細長い臓器であり軽くS状にまがり，後腹壁に付着しており横の方向にのび，右端の十二指腸下行部から左端の脾門部まで横走する臓器である。長さは約15cm，幅3〜5cm，厚さ2cmで，重さは約100gある（図1）。
　膵臓は，頭（head），体（body），尾（tail）の3つの部位に区別される。（図2）膵頭は第二腰椎の高さにあり，脊椎の右側の十二指腸のループにはまっている。幅がひろく十二指腸に沿って一部は上方に向うが，主として下方にひろがっている。膵頭の後下部は鈎状にまがっており鈎状突起または，膵鈎部と呼ばれる。そのためにできる溝を膵切痕といい，これを上腸間膜静脈が通っている。

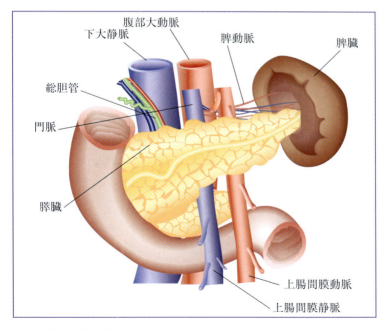

図1　膵臓の解剖的位置

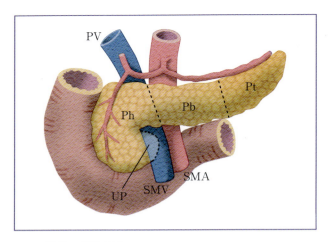

図2　膵臓の部位区分

　膵体は脊椎と大動脈を弓状にまたいでいる．膵尾は細くなりその端が円くなっているが，少しく上方にすすんで第一腰椎のレベルで脾門と左の腎臓と腎上体に達している．このため膵臓は水平断ではアーチ形状を示す．

　膵臓は腹膜後器官である。腹腔後面の壁側腹膜と脊柱・骨盤や体壁筋とのすき間を腹膜後隙 retoperitoneum といい，範囲は側方が腰方形筋外側縁まで，上は横隔膜から下は骨盤に至る。ここには膵臓のほか，腎臓，副腎，子宮，上行・下行結腸，十二指腸，門脈と総胆管の下部，下大静脈，腹腔動脈とその枝が含まれる。このうち上行・下行結腸，十二指腸，膵臓はもともと腹腔内にあったものが，発生の途上で消化管の回転に伴い間膜が壁側腹膜に癒着するために，後腹膜に位置するようになったものである。これら腹膜後器官は体の深部に位置しており，疾患の見つけにくい器官でもある。

　膵臓は腹腔動脈と上腸間膜動脈の両方から豊富な血流をうけている。膵臓は十二指腸から発生するため，十二指腸の辺縁動脈の膵十二指腸動脈に支配されている。ただし，二次的に左方に伸びた膵体，膵尾は脾動脈の支配を受ける。腹腔動脈の分枝である胃十二指腸動脈に続く上膵十二指腸動脈が，上腸管膜動脈からの下膵十二指腸動脈と吻合し，膵頭の前と後ろに2本の動脈弧を形成し，それぞれが総胆管開口部の前後を走行する。膵体および膵尾には脾動脈の分枝である後膵動脈，大膵動脈および膵尾動脈が分布する。

膵の後面にめり込んだように脾静脈が走行する．途中，下腸管膜静脈と合流し，さらに膵頭の後方で上腸管膜静脈と合流し，門脈を形成し，総胆管とともに肝臓へ向かう．

　総胆管は小網内を下行し，十二指腸球部の後ろで門脈の右を走る．そして膵後面に接して走るが，このとき膵組織に覆われることが多い．そして後上方より主膵管に近づき合流し，共通管を形成し，幽門から10cm程度の所で十二指腸下行部の内壁を貫きファーター乳頭の先に開く．膵管との合流形式は変異に富む部位であり，共通管は3mm以下であり，明瞭に膨大が見られない場合も多く，両者が隔てられたまま十二指腸に別々に注ぐ場合もある．

　主膵管は直径約3mmで膵尾に始まって膵頭に向かって走る．その間に50本以上の導管が合流している．膵頭上部からの副膵管とつながる場所で下方にカーブし，鉤状突起からの導管をうけた後大十二指腸に開く．副膵管は主膵管より上方を走行し，小十二指腸乳頭に開く．主膵管と十二指腸との交通がうまくいかない場合，副膵管が主な導管となる場合も多い（**図3**）．

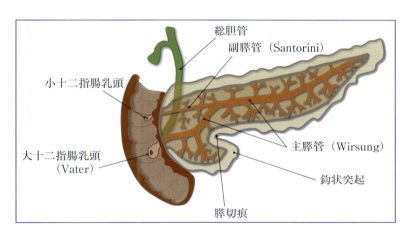

図3

急性膵炎（acute pancreatitis）

　原因・誘因としては男性がアルコール性，女性が胆石症で，原因が明らかではない特発性も多い．頻度は少ないが，内視鏡的逆行性膵胆管造影

（Endoscopic retrograde cholangiopancreatography: ERCP）など内視鏡的乳頭操作後，膵胆管合流異常，薬剤性膵炎，脂質異常症などが原因としてあげられる。膵は消化酵素の塊のようなものであるが，平常時には膵自身が消化しない機構が働く。この機構が破綻し膵の自己消化が起きてしまうのが膵炎である。

症状・臨床所見としては，強い前屈位で痛みが軽減することが多い。背部の叩打痛がよくみられ，持続性の上腹部痛で発症する。炎症が腸管膜にも波及すると腸管麻痺，腹部膨満，鼓腸がみられる。重症化すると発熱，呼吸困難，頻脈，血圧低下，乏尿，胸水，腹水の貯留などがみられる。また，血液，尿中における膵酵素の上昇がみられる。

膵頭部癌（carcinoma of the head of the pancreas）

原因・誘因としては不明とされているが，疫学的調査により高齢（60歳以上），喫煙，糖尿病，男性，家族歴や慢性膵炎が危険因子とされている。

症状・臨床所見としては上腹部痛，背部痛，黄疸，疲労感，食欲不振，嘔吐，体重減少などがある。初期の場合，症状はなく，超音波，CTなどでの膵管拡張のみの場合もある。胆管から離れた膵鉤部に発生した膵頭部癌の場合，黄疸は発生しにくい。

膵体尾部癌（carcinoma in the body and tail of the pancreas）

原因誘因として膵癌は主に膵管上皮から発生する。喫煙が発癌のリスクとなる。糖尿病や慢性膵炎の既往もリスク因子となる。高脂肪食，低繊維食によりリスクが高くなることが示唆されている。遺伝子異常が約8割にみられ，膵癌の発生に関与するとされている。

症状・臨床所見としては腹痛，背部痛，腹部腫瘤，耐糖能異常，血管雑音などがある。膵頭部癌は肝胆道系酵素の上昇，黄疸などの症状で発見されることが多いのに対し，膵体尾部癌は上記のような症状は出にくい。耐糖能異常は，癌によって主膵管が閉塞すると尾側の膵実質が萎縮し，膵ランゲルハンス島細胞からのインスリン分泌が低下することにより生じる。膵癌が脾動脈を狭窄することにより，血管雑音が聴取されることがある。

4 脾臓

　脾臓は脈管系の一部をなし，血液の濾過に働く器官である。老朽赤血球を破壊してその血色素（鉄）を肝臓へとおくり再利用するほか，血液によって運ばれてきた抗原に反応し抗体産生細胞の成熟にもあずかる。

　脾臓は腹腔の左側上にあり，舌のような形状の器官である。中腋窩線のやや後ろで第9～11肋骨の高さにあり，正常では左肋骨弓に隠れているが，門脈圧亢進などで腫大すると体表からでも触れるようになる。実質は皮膜から伸びる脾柱により分けられ，さらに斑点状の白脾髄と，その周りを囲む暗赤色の赤脾髄に区別される。

　白脾髄は抗体産生細胞をつくる実質である。脾臓に入った動脈は脾柱（皮膜とつづく結合組織）の中を枝分かれし進み，白脾髄を貫き走行する（中心動脈）。白脾髄のリンパ球は，運ばれてきた血液中の抗原に反応し，抗体産生細胞に分化して抗体を産生する。とくに感染症が脾臓におよぶと強く反応し，しばしば脾臓の腫大をおこす。

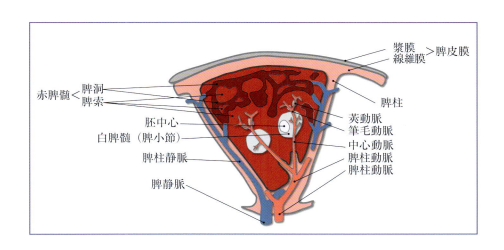

赤脾髄は赤血球の濾過に働く実質臓器である．動脈は白脾髄を貫いたあと多数の細い枝に別れ（筆毛動脈），毛細血管となり赤色髄に開く．血液は赤脾髄を通って周りにある脾洞（→脾静脈）へ向かうが，この間に濾過され，老朽赤血球が破壊され血色素が確保される．

　脾臓に分布する動脈には脾動脈がある．これは腹腔動脈では最大枝である．後腹壁を腹膜におおわれて横行し，脾臓と横隔膜・腎臓を結ぶ間膜の中を通り脾門にいたる．脾臓へ入ったあとは脾柱動脈→中心動脈→筆毛動脈→毛細血管と枝分かれしていく．

　脾静脈は赤脾髄内の脾洞に集められた血液を脾臓外へ排出し，上腸管膜静脈と合流し門脈を形成し肝臓へと向かう．このように脾臓は門脈により肝臓と連絡しており，脾臓で処理した赤血球の血色素は肝臓へ送られる．また，この連絡のため，脾臓は肝障害の影響を受けやすく，門脈圧亢進症などの際には腫大をきたすことがある（脾腫：splenomegaly）．

II 撮像技術と疾患

1 CT
   1 肝　　臓 ………… 船山　和光 (北海道勤医協中央病院)
   2 胆 道 系 ………… 原田　耕平 (札幌医大病院)
   3 膵　　臓 ………… 原田　耕平 (札幌医大病院)
   4 脾　　臓 ………… 石風呂　実 (広島大学病院)
   5 外　　傷 ………… 石風呂　実 (広島大学病院)
   6 手術支援 ………… 原田　耕平 (札幌医大病院)

2 MR
   1 肝　　臓 ………… 高橋　順士 (虎の門病院)
   2 胆嚢・膵臓 ………… 氏田　浩一 (群馬大学病院)

3 核医学
   　肝臓・胆道 ………… 長谷川　大輔 (岡山済生会総合病院)
   　　　　　　 ………… 對間　博之 (茨城県立医療大学)

4 エコー
   1 肝　　臓 ………… 丸山　憲一 (東邦大学医療センター大森病院)
   2 胆嚢・膵臓 ………… 岡村　隆徳 (聖マリアンナ医大病院)

II 撮像技術

1 CT

CT 検査の前に

■ 更　衣

被検者の衣服でアーチファクトの発生要因となりうるもの（金属製のボタン，ブラジャー，ベルトなど）は，外していただく。可能であるなら，造影剤による重篤な副作用発生も考慮し，検査衣に更衣していただくのが望ましい。

■ 造影剤の使用

肝臓のCT検査では，臓器，脈管などのコントラスト増強のため，また，目的とする腫瘍の性状を明らかとするために，ヨード造影剤が多用されるが，ヨード造影剤の使用に際しては，造影剤とは何か，造影剤を使用する利点，副作用などについて事前に文書を用いて十分な説明を行い，理解・同意を得るたうえで，文書による同意取得が一般的となっている。

図1に説明書の一例，図2に問診票・同意書の一例を提示する。

ヨード造影剤を用いた検査を受ける方への説明・問診・同意書（1/2）

ヨード造影剤を用いた検査を受ける方への説明書

説明書は患者様に渡し、読んでいただく。読めない場合はスタッフが説明します。

　　　　　　　　　　　　　　　　　　　　　　　　　　　　　　　様

正しい診断をするためには造影剤を用いた検査が必要なことがあります。
担当医の説明をお聞きいただき、造影検査の実施に同意されるときは、同意書に署名をして下さい。
なお、同意を拒否したり、または実施直前に同意を撤回されても、かまいません。

説明の概略（検査部位、目的などについては担当医が直接説明いたします。）

1. **造影剤の目的**
   造影剤を静脈内に注入することで鮮明な画像が得られ、全身の腫瘍性病変および血管性病変の描出が向上します。疾患によっては造影剤を使用しないと正しい診断ができないことがあります。

2. **造影剤の副作用**
   まれに副作用（検査中から2～3日後まで）がでることがあります。
   頻度は次の通りです。　　重症および死亡は、日本医学放射線学会雑誌 Vol.65 No.3(2005.7.25)を参照

	CT（ヨード）	症状
軽症	100人に3人	かゆみ・蕁麻疹・咳・くしゃみ・嘔吐・熱感・冷汗・脱力感
重症	2.5万人に1人	不整脈・ショック・けいれん・腎不全・意識消失
死亡	40万人に1人	文献上での割合です。

   造影剤の注入の際には、体が熱く感じること（注射時の熱感）がありますが、血管に対する直接の刺激による正常な反応で一時的なものであり、心配ありません。また、検査中、造影剤は機械によって勢いよく注入されますので、まれに造影剤の漏れ、末梢神経障害による痛みが起こる事があります。

3. **リスクがある患者様について**
   次のような患者様については、副作用を生じる可能性がやや高くなりますので、担当医にお申し出の上、よく相談して下さい。
   （エコーや 造影しない検査法に変えられる部位や疾患もあります。）
   ① 患者様ご本人又は血縁者に喘息やアレルギー体質の人がいる
   ② 以前、造影剤使用で気分が悪くなったことなどがある
   ③ 重い腎臓・心臓の病気がある
   ④ 甲状腺機能亢進症がある（ヨード使用の場合）

4. 万が一、副作用等が起こった場合には迅速かつ最善の処置を行いますので、安心して検査を受けて下さい。
   なお副作用等にかかる治療費は、通常の保険診療となり、一定の自己負担が発生しますことをご了承ください。

   連絡先

   ＊平日の午前9時～午後5時は放射線科 CT 室まで、休日および夜間は救急外来までご連絡ください。

【参考1】eGFR が 60 mL/min 未満の場合の対応基準　（透析患者様は対象外です）　RM 情報 No.90 から抜粋
ヨード系造影剤　　50≦eGFR<60　飲水　検査前2時間から500ml（スポーツドリンク、お茶可）
30≦eGFR<50　補液　検査前2時間から生食500ml 補液（医師のオーダーが必要）
eGFR<30　　 原則、造影しない

【参考2】ヨード系造影剤を使用した検査の際に休薬が必要なビグアナイド系糖尿病薬
メトグルコ錠 250mg、メルビン錠 250mg、グリコラン錠 250mg、メトリオン錠 250mg
メデット錠 250mg、ネルビス錠 250mg、メタクト配合錠 LD、メタクト配合錠 HD
メトホルミン塩酸塩錠 250mg、ジベトス錠 50mg、ジベトン S 腸溶錠 50mg

   診療情報管理委員会承認　2012.08　ver06.01

図 1　説明書の一例

ヨード造影剤を用いた検査を受ける方への説明・問診・同意書 (2/2)

ヨード造影剤を用いた検査についての問診票・同意書

患者コード：

患者氏名			様	平成1年01月08日 生れ	27歳 男性
造影検査		検査部位			
予約日	年 月 日 時 分			体重（　　）kg	

質問事項	セクション（　　　）記入者サイン（　　　）			
「造影剤を用いた検査を受ける方への説明書」をお読みになりましたか		はい	不明	いいえ
いままでに造影剤を使った検査を受けたことはありますか		はい	不明	いいえ
造影剤による副作用はありますか 　いつ（　　）どこで（　　）検査名（　　） 　症状　吐き気　嘔吐　じんましん　かゆみ　発赤　くしゃみ 　　　　冷や汗　脱力感　頭痛　その他（　　） 　◎ 副作用カードをお持ちの方は、必ず持参してください		①はい	不明	いいえ
喘息と診断されて治療を受けていますか		②はい	不明	いいえ
アレルギー疾患はありますか 　　薬（　　）食べ物（　　） 　　鉄　じんましん　結膜炎　鼻炎　その他（　　）		③はい	不明	いいえ
ご家族のかたでアレルギー疾患の方はいますか 　　ご関係（　　）疾患（　　）		④はい	不明	いいえ
[女性の場合] 現在、妊娠している可能性はありますか		⑤はい	不明	いいえ
担当医 の指示	（　）無処置で造影する。 （　）前処置をしてから造影する。	指示内容 コメント		

採血日（　　）eGFR値（　　mL/min）基準は3ヵ月以内	⑥	60未満	60以上
担当医の指示　【（　）無処置・（　）eGFR基準通り・（　）飲水・（　）前補液】			

ビグアナイド系糖尿病薬（メトグルコ錠・ジベトス錠 等）を内服していますか （検査の前々日、前日、当日、翌日、計4日間の休薬を推奨しています） ※ 休薬期間は　　月　　日　から　　月　　日まで です。	⑦はい	不明	いいえ

問診で①〜⑦に○がつく場合は、担当医の指示とサインが必要です。担当医サイン：

殿　同　意　書

　私は今回の検査での造影剤使用について、担当医師から必要理由・副作用について説明を受け、納得をしましたので、造影剤の使用に同意します。なお、造影剤使用の最終決定は検査担当医に委ねます。
　また検査中予期しない緊急状況が発生した場合には、医師が必要と判断した処置を行うことも同意します。

20　　年　　月　　日　　患者氏名（自署）＿＿＿＿＿＿＿＿＿＿

代理人氏名（自署）＿＿＿＿＿＿　　患者様とのご関係（　　　）

連絡先住所＿＿＿＿＿＿＿　　電話番号＿＿＿＿＿＿＿

診療情報管理委員会承認　2012.08　ver06.01

図2　問診票・同意書の一例

■ 安全管理

造影剤による副作用が発生する可能性を考慮し，必要薬品を備えた救急カートや自動体外式除細動器（automated external defibrillator：AED），パルスオキシメーター，酸素吸入，吸引器，心電計，血圧計，挿管器具などを準備する．また，事前に副作用発生時の対応マニュアルを作成しておくことが重要である（図3）．

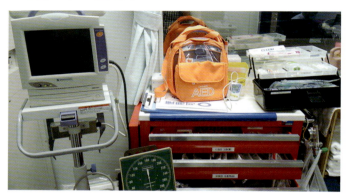

図3　造影検査前の準備

■ 血管確保

造影剤投与のための血管を確保する．穿刺部位は，右肘静脈が望ましい．ダイナミックCTでは，造影剤注入速度が速くなる場合があるため，20G程度の留置針で血管確保するのが望ましい．

Question

なぜ右肘静脈がよいのですか？

Answer

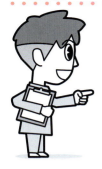

　左の静脈から穿刺した場合，以下のような現象が起こる可能性が考えられることから，右からの穿刺が望ましいと考えられます．

　左の静脈から投与した場合，右の静脈と比較して解剖学的に心臓に至る経路が長く，造影剤到達が遅延する可能性があること．また，造影剤が静脈内に停滞した場合，その量が多くなること．

　左腕頭静脈が胸骨に挟まれる可能性があり，造影剤の鬱滞や左内頸静脈への逆流の可能性があること．

■ ポジショニング

　本人確認を確実に行う．

　腕からアーチファクトを抑制するために両手拳上のうえ，仰臥位にて寝台に寝ていただく．その際に，息止めや造影剤による熱感や異変を感じた場合の伝達方法などの説明も丁寧に行う．また，撮影範囲（寝台の移動距離）を十分に把握し，インジェクタの設置位置や造影チューブの長さ，点滴台などに十分注意する．

　造影ルートや点滴などは上肢にある場合が多いので，足側からガントリに入る形の方が，これらをガントリに通す必要がなく，ポジショニングが容易なうえ，危険性も少ない（図4）．

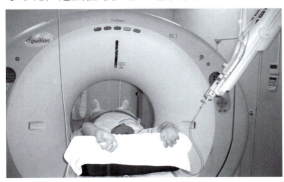

図4　造影検査前の様子

1 肝　　臓

1．肝臓の撮影法

　肝臓のCT検査は，肝臓内に発生する腫瘍性病変の血行動態，発生部位，脈管や周囲臓器への浸潤の評価が主な目的となる。そのためには，造影剤を急速静注して撮影するダイナミックCTが必要となる。

Question

ダイナミックCTはどのようなものですか

Answer

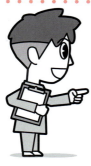

　X線CT検査において，静脈性造影剤を急速静注し，注入後早期から連続的に撮影する撮影方法がダイナミックCTです。同一断面で短い間隔で連続的に撮影する場合と，多断面について静注後早期相から順々に撮影する場合とがありますが，通常の肝臓CT検査では，多断面について撮影します。

　肝臓では，動脈・静脈のほかに門脈が存在し，肝動脈は肝静脈に，門脈も肝静脈に注いでいますが，門脈は主に膵・脾・消化管の静脈として流入するため，造影剤を含んだ血液が肝臓に到達する時間は肝動脈よりも遅れます。この時間差によって肝臓内のコントラストが経時的に大きく変化し，数回撮影することにより

様々な肝腫瘍性病変の鑑別が可能となります。

肝臓の検査では、単純CTに加えて、後期動脈優位相、門脈優位相、平衡相の4相を撮影するのが一般的です。

ここがポイント！

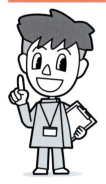

時間エンハンスメント曲線（time enhancement curve: TEC）とは、横軸に時間、縦軸にCT値をとり、造影剤注入開始からの血管や臓器などの特定の位置における経時的CT値変化をグラフであらわしたもののことである。グラフの高さが造影効果を表し、横幅が造影効果の持続時間を表す（図1）。

グラフの形状に大きく影響を与える因子は、被検者因子を除くと、投与する造影剤量と、その造影剤の注入に要する時間である。投与する造影剤の注入に要する時間を造影剤注入持続時間と呼ぶ。

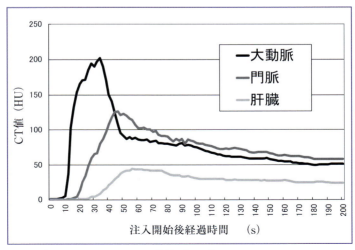

図1　時間エンハンスメント曲線（TEC）
肝門部における、腹大動脈、門脈、肝実質のTECを示す。

仮に，同一被検者に同じ造影剤注入持続時間で造影剤を投与した場合，造影剤量が多いほどTECの最大CT値は高くなり平均造影効果は高くなる。また，同じ量の造影剤を投与した場合，造影剤注入持続時間が短い（注入速度が速い）ほど，TECの最大CT値は高くなり，最大CT値に達する時間が短くなる。

●撮影範囲

　肝臓を十分に含む範囲。静脈瘤や腹水の評価のため，門脈優位相は，奇静脈から直腸を含む範囲とする場合がある。

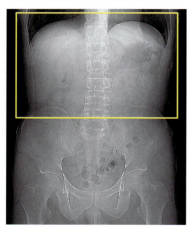

●撮影線量

　被検者間の体格の差や，スライス間のノイズの差を少なくするために，CT-AECの使用が望ましい。体幹部標準関数の5mmスライス厚で画像SDが10～12程度となるように設定する。CT-AECが使用できない環境であるならば，事前にファントムなどで，自施設での管電流と画像SDの関係を把握しておくのが望ましい。

● DRL

　撮影線量を考えるうえで重要なツールに診断参考レベル（Diagnostic Reference Level：DRL）がある。診断参考レベルとは，診断領域の医療放射線防護における最適化のツールと考えられており，日本では2015年にリリースされた。

　成人の肝臓ダイナミックCT検査における診断参考レベルは，標準的な体格（50～60kg）に対する撮影線量を国内の市場調査により解析し，線量分布の75パーセンタイル値で設定されている。具体的には，CTDIvolで15（mGy），DLPで1800（mGy・cm）と設定されているが，この値は線量限度や目標値ではない。自施設の標準的な撮影線量が診断参考レベルを超えていても，臨床的に正当な理由があれば問題はないと考えられる。逆に正当な理由なしに診断参考レベルを超えている場合は，線量が十分に最適化されているか検討すべきである。極端に少ない場合も臨床的に有用な画質が担保されているか確認が必要である。

　診断参考レベルは，撮影線量の最適化を考えるうえで重要であり，活用されるべきである。

● 撮影時間

　撮影時間によっては撮影開始レベルと撮影終了レベルの画像コントラストに差が出てしまうため，1回の撮影が10秒以内になるように，寝台移動速度，X線管回転時間を調整する。

● スライス厚

　データ収集厚は，0.5～1.25mmとし，再構成スライス厚は5mm程度とする。

● 撮影条件の一例

管電圧 （kV）	管電流	撮影時間 （sec）	データ収集厚 （mm）	再構成スライス厚 （mm）
120	CT-AEC (SD10)	10以内	0.5～1.25	5

●肝臓検査における造影剤投与量

　肝臓実質の造影効果（CT値）は，被検者の体格に依存する。体重を指標として造影剤量を決定するのが一般的である。体重あたりのヨード量を一定とすることで，造影効果を被検者に依存せず，ある程度一定にすることが可能となる（図2）。

　投与量に関しては，さまざまな報告があるが，X線CT撮影における標準化～GALACTIC～改訂2版では，肝臓CT検査における造影剤投与量は，520～600mgI/kgを推奨している[1]。

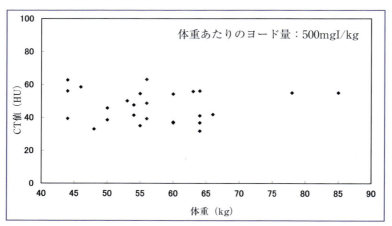

図2　体重に比例した造影剤投与
体重（体格）に比例した造影剤量を投与することにより，造影効果をある程度一定にすることが可能となる。

●造影剤注入持続時間（注入速度）

　造影効果を一定にする目的で体重により造影剤量を可変した場合，造影剤注入速度を固定してしまうと，造影剤注入持続時間が変化し，TECにおける最大CT値到達時間が変化する。この場合，動脈優位相における撮影開始時間を適切に決定することが困難となる。

　TECにおける最大CT値到達時間は，造影剤注入持続時間に依存し，造影剤到達から最大CT値到達時間までの時間は，造影時注入持続時間と等し

くなることから，実際の造影検査では，造影剤注入持続時間を固定するのが望ましい（図3）。

　肝臓ダイナミックCT検査では，造影剤注入持続時間を30秒程度とするのが一般的である。合わせて，体重に比例した造影剤量を投与することにより，被検者によらず，ある程度TECを揃えることが可能となる。

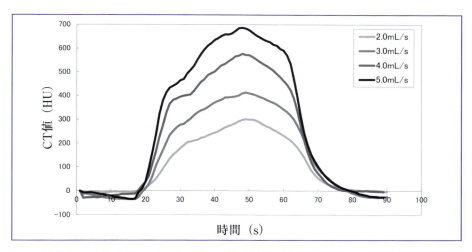

図3　造影剤量を変化させ，造影剤注入持続時間を固定した場合のTEC（ファントム実験データ）
いずれの場合も，造影剤注入持続時間を30秒としているため，造影剤到達から最大CT値到達までの時間は30秒となっている。また，被検者の体格を考慮せず，造影剤量を固定し，注入速度を固定した場合もこのようなTECのバラつきになると考えられる。

2．撮影（造影）時相

●単純

　造影剤投与前に撮影を行う。

　単純はあらかじめ石灰化や結石等の高吸収域を描出することで，造影効果による高吸収域との鑑別に用いられる。また，脂肪肝やヘモクロマトーシスなど，臓器のCT値が正常と異なる疾患の鑑別目的としても撮影される。

● **早期動脈相**

早期動脈相は主に動脈に造影剤が流入した直後の時相である。動脈の血管解剖の把握や，動脈門脈シャント（A-P shunt）などの偽病変の除外などを目的撮影される。通常のルーチン的な検査で撮影されることは少ない。

● **後期動脈相**

後期動脈相は造影剤を含んだ動脈血が各臓器に到達し，病変部にも関与した時相となる。多血性腫瘍の検出に有用である。

動脈相の撮影タイミングは，様々な要因により変化する。そのタイミングを補正するために，肝臓ダイナミックCT検査ではボーラストラッキング法が用いられることが多い。

Question

ボーラストラッキング法って何ですか？

Answer

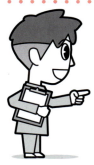

造影剤を注入後，ある断面でROIを設定し連続的にCT値の測定を行い，あらかじめ決めた閾値を超えた時点で，一定の時間の後に本スキャンを開始する方法です。実際の造影剤の到達時間は個人差が大きいため，ボーラストラッキング法を使用するのがよいでしょう。

ここがポイント！

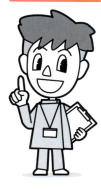

ボーラストラッキング法を正しく行うためには，TECをそろえることが大事になる。

関心領域のCT値が，あらかじめ決められた閾値になったところで撮影開始状態になるため，TECの立ち上がりの傾きが不ぞろいの場合，撮影開始時間が一定しない（図4）。

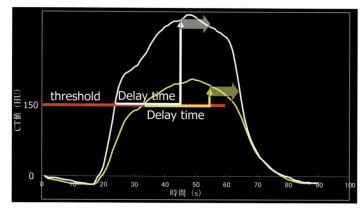

図4 ボーラストラッキング法におけるTEC立ち上がりの傾きの違いによる開始時間の違い

仮に，閾値を150HUに設定した場合，白色のTECと黄色のTECでは，立ち上がりの傾きが異なるため，閾値に達する時間に違いが生じる。閾値に達してから，決められた時間後に撮影が開始されるため，白色ではピーク値付近で撮影が出来ているのに対して，黄色ではピーク値を過ぎてから撮影が開始されることになる。

したがって，正しくボーラストラッキング法を使用するためには，被検者によらずTECが同じになるように造影剤を投与する必要がある。

●門脈優位相

　門脈優位相は各臓器全体が最も高い造影効果を示す時相であり，側副血行路の評価，脈管や他臓器，組織への浸潤を観察することも目的とする。
　造影剤注入から70秒後程度に撮影する。

●平衡相

　平衡相は血管内と細胞外液中の造影剤濃度が平衡状態になる時相であり，通常，造影剤注入から180〜300秒後に撮影する。
　平衡相は，肝細胞がんにおける造影剤のwashoutの検出目的に撮影される。

● 造影条件の一例

造影法	肝臓ダイナミックCT	主な目的
総ヨード使用量	520〜600mgI/kg	
造影剤注入持続時間	30秒程度	
単　純		肝実質のCT値変化，石灰化などの評価
後期動脈相	ボーラストラキング使用	多血性腫瘍の検出
門脈相	70秒後程度	乏血性腫瘍（転移など）の検出，側副血行路，他臓器，組織への浸潤の評価
平衡相	180秒後程度	肝細胞癌のwash outの検出
ボーラストラキング法の設定	大動脈のCT値の上昇が100HUに達してから20〜25秒後に撮影	

ここがポイント！

抜針と止血

　診療放射線技師法が平成26年6月18日に一部改正，平成27年4月1日施行され，診療放射線技師の業務が拡大された。その中に，造影剤投与終了後の静脈路の抜針及び止血を行うことが含まれる。その手順について，以下に簡単に述べる。

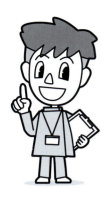

①抜針前の確認

　患者氏名，造影剤による副作用症状の有無，血管外漏出所見の有無などの確認を行う。異常がある場合は，抜針を中止する。

②手指消毒と手袋の着用

　乾式アルコール消毒薬などで手指消毒後，なるべく密着するタイプの手袋を着用する。

③造影剤の滴下が確実に停止していることを確認

④固定物の抜去

　穿刺部の固定を外すときや，輸液回路の重みなどで事故抜去が起こることに留意する。

⑤抜針

　穿刺部をアルコール綿などで覆い，針を持って，一気に抜針する。抜針に合わせて圧迫止血を開始する。

⑥圧迫止血・止血テープ貼付

　静脈留置針は刺入点より中枢で血管内に挿入されているため，圧迫領域は皮膚穿刺部から血管穿刺部まで行う。通常2〜3分間圧迫止血すると良い。止血したら，穿刺部位にガーゼ付の絆創膏を張り付ける。

⑦止血確認

　出血班が無いか，出血が増えていないか，出血が持続していないかを確認する。

●画像表示

WW：250程度　　WL：50程度

　肝臓の検査では，CT値差が10〜20HU程度とコントラストが小さい病変が対象となることが多いため，WWは250程度と比較的狭く設定する。WLは造影効果によって適宜調整が必要だが50程度に設定する。

　ただし，門脈優位相では，脈管や他臓器，組織への浸潤を観察することも目的とするため，脂肪組織が認識可能なWWに調整することも考慮する。

● CTAP，CTHA

　肝臓領域における精密検査として，選択的血管造影下で造影剤を動脈に注入しながらCTを撮影する動注CT（CTAP，CTHA）がある。

　CTAP（CT during arterial portography）は，上腸間膜動脈にカテーテルを挿入し，動脈的門脈造影下にCTを撮影する方法である。正常肝実質はほとんどが門脈による血流を受けているため，門脈血流の異常部が造影不良域として描出される。

　CTHA（CT hepatic arteriography）は肝動脈に選択的にカテーテルを挿入し，肝動脈造影下にCTを撮影する方法である[2]。多血性病変の確実な拾い上げとAP shuntなどの多血性偽病変との鑑別に有用である[3]（図5）。

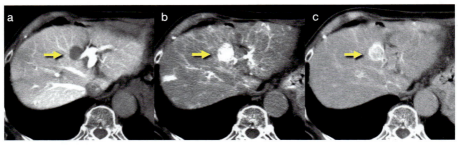

図5　動注CTを用いた肝臓の検査：肝細胞癌
（a）CTAP，（b）CTHA早期相，（c）CTHA後期相
CTAPでは正常肝実質が濃染するため，腫瘍のみが低吸収域（矢印）として描出される。CTHA早期相では腫瘍が強く濃染し，後期相においては造影剤が排泄され，腫瘍周囲にリング状濃染を認める。

3．代表的な疾患

1）脂肪肝

　肝細胞に中性脂肪が沈着しているものの総称で，肝臓のCT値が低下する。通常，単純CTでの肝臓のCT値は，脾臓よりも高いが，脂肪の沈着によりそのコントラストが逆転する。また，門脈・肝静脈とのコントラストが逆転する場合がある（図6）。

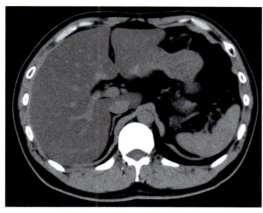

図6 脂肪肝
脂肪沈着により肝臓実質の濃度が低下しており，単純CTで血管とのコントラストが逆転している。

2）ヘモクロマトーシス

　ヘモクロマトーシスとは，実質細胞の鉄沈着を伴う進行性の体内総鉄含量の増加である。主として二次的な原因により全身または局所に鉄が沈着する[4]。鉄の過剰沈着を反映して，単純CTにおいて肝臓のCT値が上昇する（**図7**）。

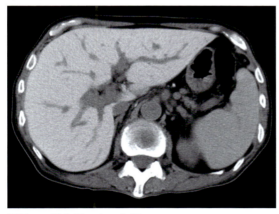

図7 ヘモクロマトーシス
鉄の過剰沈着を反映して，肝臓が高吸収となる。

3）肝細胞癌（Hepatocellular carcinoma: HCC）

　肝細胞に似た細胞からなる上皮性悪性腫瘍と定義される腫瘍で，慢性肝炎や肝硬変を背景として発生することが多い[5]。動脈血行は異型腺腫様過形成や初期の高分化型肝細胞癌では軽度低下するものが多いが，中分化型肝細胞癌では著しく増加し，100％動脈支配となる。つまり，ダイナミックCTで，後期動脈優位相で高吸収，門脈相〜平衡相で低吸収を示す特徴的な造影効果を呈する肝細胞癌は，中分化癌，もしくはそれより進行した癌であると言える（図12）。血管内や胆管内に進展し，門脈や肝静脈に腫瘍塞栓を形成する率も高い（図13）。

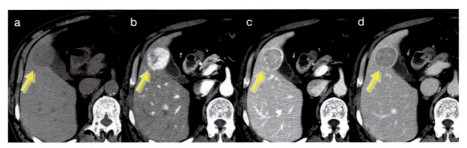

図12　古典的肝細胞癌
（a）単純，（b）後期動脈優位相，（c）門脈優位相，（d）平衡相
肝細胞癌は脂肪成分を含むことが多く単純CTで低吸収となる。また，主に動脈血から栄養を受けるため後期動脈相にて高吸収となる。門脈優位相，平衡相では低吸収となり，被膜がリング状に濃染する。

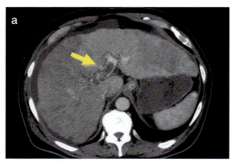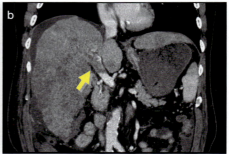

図13　門脈腫瘍塞栓
（a）Axial像，（b）MPR像
門脈に低吸収域を認め，腫瘍塞栓が疑われる

多段階発癌

　肝細胞癌は，正常肝→慢性肝炎・肝硬変→大型再生結節→腺腫様過形成→異型腺腫様過形成→高分化肝癌→中～低分化肝細胞癌（古典的肝癌）と，多段階的な発癌過程をたどり，それに伴い血行動態（血流量）が変化する[6]。

　後期動脈優位相で濃染されるのは，中～低分化癌いわゆる古典的肝細胞癌へ移行した時期となる。

コロナ濃染

　多血性幹細胞癌では動脈から癌に入った造影剤は門脈を逆流して癌周囲の正常肝実質に流入し癌を縁取るような染まりを呈する。この染まりをコロナ濃染とよび，APシャントなど早期濃染型偽病変と肝細胞癌との鑑別に有用である[7]（図14）。

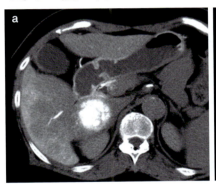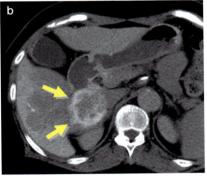

図14　コロナ濃染
(a) CTHA 早期相，(b) CTHA 後期相
CTHA 早期相で癌部に入った造影剤は，後期相で癌周囲の正常肝実質に流入し，腫瘍周囲を縁取るように染まる。

Question

APシャントについて教えてください。

Answer

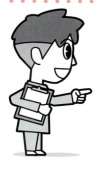

　AP（動脈-門脈）シャントは，肝内門脈の血流が途絶して，代償的に肝動脈血流が増加した状態で，肝硬変に良く認められます。造影早期で濃染像を呈します。濃染の形状が楔状や扇状であった場合はAPシャントとして認識しやすいですが，点状であったり類円形であった場合は，肝細胞癌との鑑別が問題となります。しかし，ダイナミックCTやCTAP，CTHAで肝細胞癌に特異的な所見とされるコロナ濃染の有無が鑑別のポイントとなる場合があります。

4）転移性肝癌（Metastatic liver cancer）

　肝は肺とならんで転移性腫瘍の好発部位である．その画像所見は原発巣に類似する。胃癌や大腸癌，膵癌や胆嚢癌などの腺癌からの血行性転移巣は乏血性で[8]，造影CTで低吸収を呈し，後期動脈優位相では辺縁がリング状に造影される（図15）。一方，カルチノイドを含む神経内分泌腫瘍や腎細胞癌，褐色細胞腫，GISTなどは，肝転移も多血性となる[8]。一般に，門脈優位相に単純CTや動脈優位相を追加することで検出率が向上する[9]。

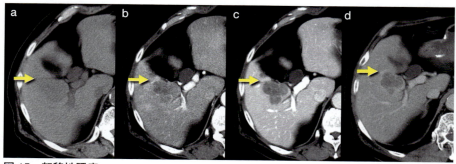

図15　転移性肝癌
(a) 単純，(b) 後期動脈優位相，(c) 門脈優位相，(d) 平衡相
転移性肝癌は消化器領域における悪性腫瘍からの転移が特に多く，多くは乏血性であり，ダイナミック撮影では腫瘍周囲にリング状濃染を呈し，平衡相にて腫瘍内部にわずかに遅延性造影を認める。

5）海綿状血管腫（Cavernous hemangioma）

　海綿状を呈する大小多数の血管腔から構成され，良性の肝腫瘍では最も頻度が高く，無症状でしばしば偶然発見される．典型的なダイナミックCTの画像所見は，後期動脈優位相で辺縁に結節状の濃染像，門脈優位相にかけて徐々に中止部に染まりが広がり，さらに平衡相でも濃染が持続する（図16）．小型の血管腫では，後期動脈優位相で結節全体が強く濃染し，平衡相で減弱して血管内と同濃度を呈することもある[10]（図17）．

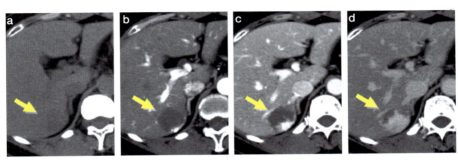

図16　海綿状血管腫
（a）単純，（b）後期動脈優位相，（c）門脈優位相，（d）平衡相
後期動脈優位相で，腫瘍辺縁に結節状の濃染像が認められ，平衡相にかけて徐々に染まりが広がっている．

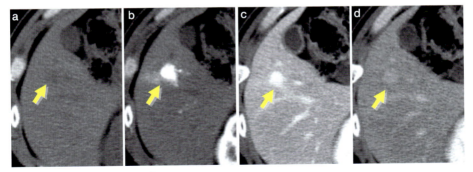

図17　海綿状血管腫（小型）
（a）単純，（b）後期動脈優位相，（c）門脈優位相，（d）平衡相
後期動脈優位相で結節全体が強く濃染し，平衡相では染まりが減弱して血管内と同濃度を呈している．

ここがポイント！

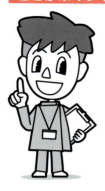

各腫瘤性病変の血行動態に違いがあるために，ダイナミックCTを行うことにより，鑑別が可能となる。代表的な肝腫瘤性病変の，ダイナミックCTにおける肝臓実質に対するコントラストを示す。

代表的な肝腫瘤性病変のダイナミックCTにおける肝臓実質に対するコントラスト

	単純	動脈優位相	門脈優位相	平衡相
肝細胞癌	low	high	low〜iso	low
転移性肝癌	low	low（辺縁high）	low（辺縁high）	low（辺縁high）
肝細胞癌	low	high	high	high

2 胆道系

　胆道系における画像診断では，主に結石や結節の有無，胆囊や胆道壁肥厚の有無を検索する目的で撮影する。造影検査を行う場合，一部の症例を除いてほとんどがダイナミック・スタディの意義はないが，肝臓・膵臓を合わせて検査することがほとんどであるため，ダイナミック・スタディで撮影することが多い。

1．胆道系の撮影法

■ 撮影範囲

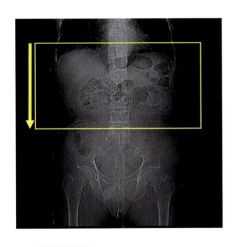

　胆道系では肝内胆管～総胆管までは観察範囲に含まれるため，肝円蓋部～十二指腸水平脚が十分含まれる範囲で撮影することが望ましい。

■ 単純撮影

造影剤投与前に行う。
胆道系の場合，単純は結石の有無を検索するために必ず撮影する。

胆道系の撮影条件表

造影法	胆道系の存在診断	急性腹症時の精査	画像所見などコメント
総ヨード量（mgI/kg）	520〜600mgI/kg		
注入時間	50sec 前後	30sec 前後	
単純	○	○	胆石，総胆管結石の評価
後期動脈相 （35〜40sec 前後）*	×	○	胆嚢炎等による炎症の広がり診断
門脈優位相 （80〜90sec 前後）**	○	○	胆嚢壁，胆管壁の評価および腫瘍の検出

- 後期動脈相の撮影は Bolus tracking 法の使用が望ましい
- Bolus tracking 法の横隔膜レベルの腹大動脈に ROI を置く

* 後期動脈相：Bolus tracking 法では大動脈の CT 値が 150HU 上昇してから 15 秒後に撮影

** 門脈優位相：後期動脈相撮影終了 35〜45 秒後に撮影

ここがポイント！

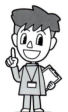

閉塞性黄疸や急性腹症の原因検索検査では，胆道系が原因疾患であることが少なくない。とくに，総胆管結石は単純撮影で描出することが重要であり，造影後では周囲の臓器も濃染するため，認識しづらくなることもある（図1）。

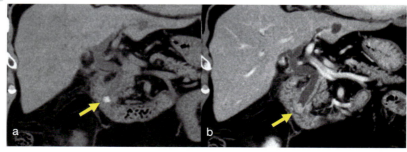

図1　総胆管結石
a の単純 CT では 8mm の高吸収な結石を一目で視認できるが，b の造影では十二指腸や膵臓も濃染するため，周囲とのコントラストが少なくなり視認しづらくなる。

■ 早期動脈相

　主に動脈系を観察する時相なので，通常は撮影しない．詳細は術前精査の項を参照されたい．

■ 後期動脈相

　後期動脈相がこの領域で最も有用とされるのは，急性胆嚢炎における肝臓への炎症の広がりを観察できることである．活動的な炎症が起きている場合，胆嚢周囲の肝実質が高吸収域として視認できる．門脈優位相では正常肝実質も濃染してしまうためコントラストがなくなり視認できなくなる．とくに上腹部痛を自覚している急性腹症の検査では，後期動脈相を撮影することが鑑別診断の重要な手掛かりとなる．撮影条件・造影剤注入法は肝臓の撮影法に準拠する．

■ 門脈優位相

　門脈優位相は胆嚢・胆管の壁が最も濃染するタイミングであるため，この時相で様々な疾患の鑑別が可能である．

■ DIC-CT（drip infusion cholangiographic-computed tomography）

　断層撮影時代から使用されてきた胆汁排泄する造影剤を用いて，現在はCTを撮影することが多くなった．DIC-CTはX線吸収が少なくCTでは視認できない胆石の描出や，胆嚢摘出前の胆管・胆嚢管の解剖学的位置情報を得るために有用な検査である．また，肝切除術前に撮影し，管内胆管の走行を確認する目的でも行われる．造影剤は100mlのボトルであり，100mlを30分かけて点滴静注する．点滴終了後，さらに30分安静の後に撮影を行う．撮影時は3〜5分前に100ml程度の水を飲用することで，十二指腸内の造影剤を肛門側に移動するため，撮影後の画像処理が容易になる．また，撮影前に季肋部をマッサージすることで，胆嚢内の造影剤を均一にすることができる．

Question

DIC-CTに欠点はありますか？

Answer

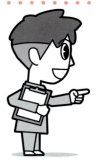

　DIC-CTに使用する造影剤はイオン性なので，非イオン性造影剤に比べ副作用発現率が高いです。また，胆汁排泄作用を利用した造影剤であるため，総ビリルビン値が2.0 mg/dl以上になると，胆道系の描出率は40％以下になってしまいます[1]。これらを十分に理解したうえで検査を行いましょう。

■ 画像表示

WW：300程度　WL：50程度

　胆道系の検査では，炎症の評価や脈管周囲の浸潤を評価するため，脂肪組織が認識可能となるWWに調整する必要がある。DIC-CTは胆道内の造影剤濃度によって調整が必要となる。通常は500前後のWWを用いる。また，総胆管の小さな結石等を見落とさないように，胆管内の濃度が白飛びしない程度のWLに調整する。

■ 多断面再構成画像（multi-planer reconstruction; MPR）の作成

　胆嚢・胆道系は体軸に対して平行・垂直に位置しているわけではないため，病変が存在したときは胆嚢の短軸・長軸に沿った断面や胆管が広く描出できる断面の画像が有用である。

2. 胆道系の代表的な疾患

1) 胆石症 (gallstone disease)

　胆嚢や胆管に形成される疾患の総称で，その成分によりコレステロール胆石（純コレステロール石，混合石，混成石），色素胆石（黒色石，ビリルビンカルシウム石），まれな胆石（炭酸カルシウム石，脂肪酸カルシウム石，他の混成石，その他の胆石）の3つに分類される[2]。通常，単純CTで検出可能であるが，コレステロールの割合が高いほどX線の吸収が少ないため描出できない場合がある。そのようなときはDIC-CTが有効となる（図2）。

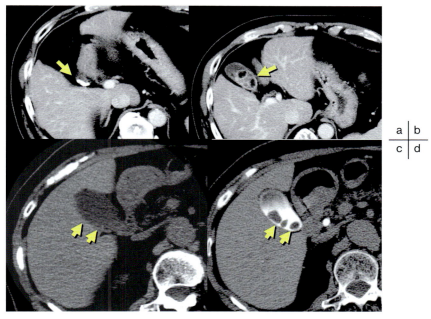

図2　胆石症
a　ビリルビンカルシウム石
b　混合石
c, d　同一症例における単純CT（c）とDIC-CT（d）
胆石は成分により，CT上でも様々な像を呈する（a, b）。単純CTで全く視認できない場合はDIC-CTが有効となる（c, d）。

2) 急性胆嚢炎 (acute cholecystitis)

　発熱と上腹部痛を主訴に来院する場合が多く，その要因は胆石の嵌頓によるものが多い．胆嚢は腫大し，壁肥厚を認め，後期動脈相にて胆嚢周囲の肝実質に早期濃染像を認めることがある[3]（図3）。

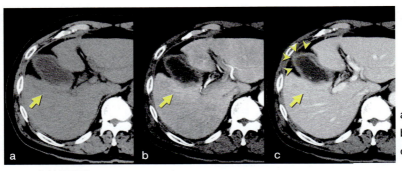

図3　急性胆嚢炎
胆嚢は軽度腫大し壁肥厚像を認める（矢頭）。後期動脈相にて胆嚢周囲に不整な早期濃染像を認め，肝実質への炎症の波及を示唆する。

3) 胆嚢腺筋症 (adenomyomatosis)

　胆嚢壁が限局性もしくはびまん性に肥厚する慢性疾患であり，胆嚢の粘膜上皮が筋層まで憩室様嵌入するRokitansky-Ashoff sinus (RAS) が増生することが主な原因である。CT上RASの存在は滅多に捉えられないが，壁肥厚像は確認できる。底部型（限局型），分節型（輪状型），広範型（びまん型）の3つに分類される（図4）。

4) 胆嚢癌 (gallbladder cancer)

　著明な壁肥厚像と壁の不整を伴うことが多く，病状が進むと胆嚢の原形が把握できなくなることもある。また，肝臓に接して位置していることから肝臓への直接浸潤を伴うこともしばしばある。ポリープ等の隆起性病変も10mmを超えると癌化する可能性がある[4]ため，フォローアップが重要である（図5）。

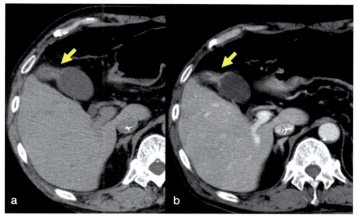

a 単純
b 造影

図4 胆嚢腺筋症(分節型)
胆嚢底部側が輪状に肥厚し造影されている。

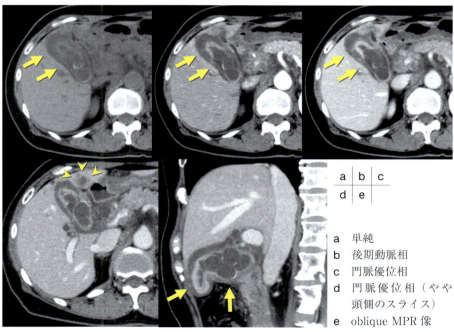

a	b	c
d	e	

a 単純
b 後期動脈相
c 門脈優位相
d 門脈優位相(やや頭側のスライス)
e oblique MPR像

図5 胆嚢癌
胆嚢壁の著明な壁肥厚像を認め,不整な造影効果を伴い胆嚢の原形が保たれていない(矢印)。肝S4辺縁不正な低吸収域を認め肝浸潤が疑われる(矢頭)。

5）胆管癌（bile duct cancer）

　胆管癌はCT上，胆管の拡張，病変部の造影効果を伴う壁肥厚像として認識される（図6）。病変部位に沿った2mm以下のOblique MPRは病巣の全体像や広がりを観察するうえで重要な手法である。その発生部位は様々で，肝門部，上部，中部，下部に分類され，肝門部〜中部胆管癌は肝切除を伴うことが多く，中部〜下部胆管癌は膵頭十二指腸切除を施行することが多い。このため，術前検査も病変部位によって異なる。詳しくは手術支援の項を参照されたい。

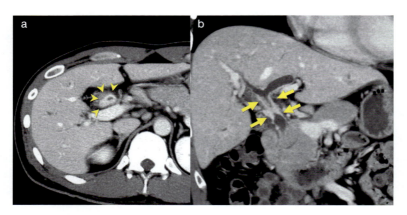

図6　胆管癌（上部〜肝門部）
上部胆管に壁肥厚および濃染像を認める（矢頭）。Oblique MPR像を胆管軸に合わせて作成することで病巣の進展範囲が明瞭に観察可能となる（矢印）。

3 膵臓

　膵臓における画像診断では，結節性病変の検索や炎症性病変の有無が主体となる．膵臓における結節性病変はごく一部を除きほとんどが乏血性であるため，基本的に低吸収域を検索する．したがって，膵実質が最も濃染するタイミングが存在診断に寄与する．炎症性病変は膵腫大の有無，膵周囲脂肪織の濃度上昇，および腹腔内におけるfluidの有無を観察する．ダイナミック・スタディの撮影においては膵実質相，門脈優位相，平衡相を撮影することが望ましいが，肝臓と合わせて検査を行うことも少なくないため，その場合は肝臓の撮影タイミングに準拠する．

1．膵臓の撮影法

撮影範囲

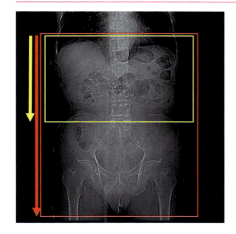

　膵臓は胃の背側，脾静脈の前側に位置しているので膵実質が欠損しないような撮影範囲が望ましいが，通常は肝円蓋部〜十二指腸水平脚が十分含まれる範囲で撮影することが多い．

● 膵臓の撮影条件

造影法	膵炎のフォローアップ	腫瘍の鑑別およびフォローアップ	腫瘍の精査（PNENを疑う場合）	画像所見などコメント
総ヨード量（mgI/kg）	520〜600mgI/kg			
注入時間	50sec前後	30sec前後		
単純	○	○	○	膵石の評価
早期動脈相（25〜30sec前後）*	×	×	○	PNENにて超早期濃染する腫瘍の検出
膵実質相（35〜40sec前後）**	×	○	○	膵腫瘍の存在診断，脈管（動脈）侵襲の有無
門脈優位相（80〜90sec前後）***	○	○	○	膵腫瘍の存在診断，脈管（静脈）侵襲の有無，他臓器の評価
平衡相（180sec前後）	×	○	○	膵腫瘍の質的診断

動脈相の撮影はBolus tracking法の使用が望ましい
・Bolus tracking法の横隔膜レベルの腹大動脈にROIを置く
＊早期動脈相：Bolus tracking法では大動脈のCT値が150HU上昇してから5秒後に撮影
＊＊膵実質相：早期動脈相撮影終了5秒後に撮影，もしくは大動脈のCT値が150HU上昇してから20秒後に撮影
＊＊＊門脈優位相：膵実質相撮影終了30〜40秒後に撮影

■ 単純

造影剤投与前に行う。

膵臓の場合，単純は結石の有無を検索するために必ず撮影する。閉塞性黄疸や急性腹症の原因検索による検査においては，膵臓が原因疾患であることも少なくない。

■ 早期動脈相

主に動脈系を観察する時相なので通常は撮影しないが，神経内分泌腫瘍（pancreatic neuro endocrine neoplasm; PNEN）が疑われる場合はこの時相も撮影する。

■ 膵実質相

膵実質相は肝臓の動脈後期相と比べ5〜10秒遅い時間帯になる。この時相は最も膵実質が濃染されるため乏血性腫瘤の存在診断を行う上で重要である。さらに悪性所見が疑われる場合は動脈への浸潤を診断する目的でも重要な時相である。また，炎症性病変を疑う場合は，膵実質の造影効果および実質周囲の脂肪織の濃度を観察する。撮影条件・造影剤注入法は肝臓の撮影法に準拠する。

■ 門脈優位相

門脈優位相は周囲臓器に加え，脾静脈や上腸間膜静脈系も均一に濃染するタイミングであるため，静脈系への脈管浸潤もこの時相で観察することが望ましい。

■ 平衡相

膵実質相・門脈優位相ほど有意義な観察ポイントはないが，通常型膵癌では腫瘍が周囲から徐々に造影される。

■ 画像表示

WW：300程度　WL：50程度

膵臓の検査では，炎症の評価や脈管周囲の浸潤を評価するため，脂肪組織

が認識可能となる WW に調整する必要がある。

ここがポイント

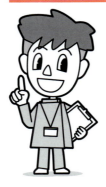

多断面再構成画像（multi-planer reconstruction; MPR）と曲面多断面再構成（curved Planar Reconstruction：CPR）の作成

膵臓は細長い臓器で体軸方向にもねじれるように存在しているため，2mm 以下の axial, coronal, sagittal 画像の作成が望ましい。また，病変を認める場合は主膵管に沿った CPR の作成も重要である（**図 1**）。

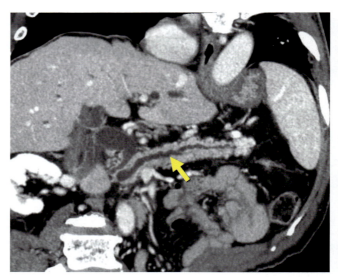

図 1　多断面再構成画像（multi-planer reconstruction：MPR）と曲面多断面再構成（Curved Planar Reconstruction：CPR）
主膵管に沿ってパスを作成し，展開して作成した CPR 画像。膵の全体像と周囲臓器との位置関係もわかりやすくなる。

2. 膵臓の代表的な疾患

1）急性膵炎（acute pancreatitis）

　腹部激痛を主訴に来院する場合が多く程度も様々であるが，その重症度によって治療方針が変わるため造影CTの役割は大きい。以前は急性膵炎に対する造影剤使用は「原則禁忌」となっていたが現在は「慎重投与」であるため，重症度判定に造影CTは必要である（**図2**）。また，CTによる重症度分類も規定されており[1]，Grade2以上の場合は重症としている（**図3**）。

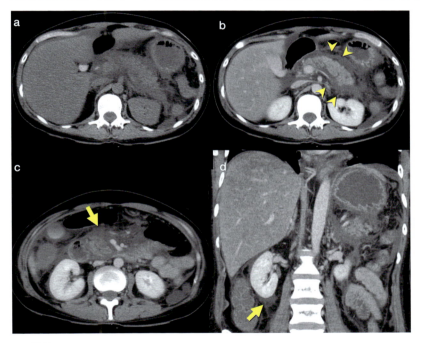

a　単純
b　造影（axial，膵体部レベル）
c　造影（axial，膵頭部レベル）
d　造影（coronal）

図2　急性膵炎（Grade2）
膵は軽度腫大し周囲にfluidを認める（矢頭）。結腸間膜根部，腎下極まで炎症が及んでいる（矢印）。

① 炎症の膵外進展度		膵を便宜的に3つの区域（膵頭部、膵体部、膵尾部）に分け判定する	
前腎傍腔	0 点	各区域に限局している場合，または膵の周辺のみの場合	0 点
結腸間膜根部	1 点	2つの区域にかかる場合	1 点
腎下極以遠	2 点	2つの区域に全体を占める，またはそれ以上の場合	2 点

①+② 合計スコア

1点以下	Grade 1
2点	Grade 2
3点以上	Grade 3

Grade2 以上の場合は重症

図3 急性膵炎のCT Grade分類（急性膵炎診療ガイドライン2015）

Question

急性膵炎を疑う場合の撮影範囲は？また，フォローアップ目的では毎回 Dynamic 撮影が必要？

Answer

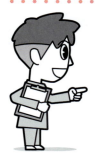

急性膵炎を疑う場合は，膵実質の肥大の程度，周囲の炎症の広がりだけでなく，fluid の広がりを確認して重症度判定を行うので，門脈優位相もしくは平衡相で骨盤まで含めて撮影することが望ましいです。また，フォローアップの場合は炎症，fluid の広がりを観察できれば良いので Dynamic 撮影の必要はありません。

2) 慢性膵炎 (chronic pancreatitis)

　慢性膵炎のCT画像における特徴的な所見は主に結石の存在と主膵管の不規則な拡張であるため単純は必須となる(図4)。腹痛,背部痛を繰り返し急性増悪も起こるため,定期的なフォローが必要である。

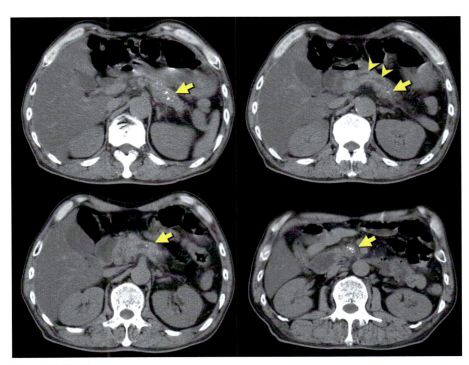

図4　慢性膵炎
膵実質に結石を多数認め(矢印),不正な主膵管拡張を認める(矢頭)。

3）膵管内乳頭腫瘍（intraductal papillary mucinous neoplasm: IPMN）

　膵疾患の中でもよく遭遇する疾患で，膵実質に囊胞性病変として存在する。主膵管型と分枝型に代別され，主膵管は拡張を伴うことがある。まれに囊胞性病変の内部に結節を形成し癌化することもあるため定期的なフォローが必要である（図5）。

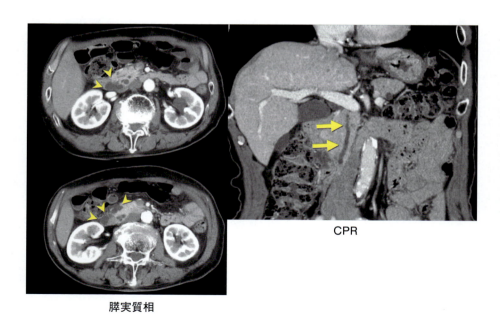

図5　IPMN
膵頭部に多発した囊胞性病変を認める（矢頭）。主膵管は5mm大と拡張を認める（矢印）。

4）神経内分泌腫瘍（pancreatic neuro endocrine neoplasm: PNEN）

　PNENはインスリノーマ，ガストリノーマ，グルカゴノーマ，カルチノイド腫瘍等の総称であり，良悪性の判別は難しく，中には肝転移し急速に進行する場合もある。CT画像上も大きさなどにより様々な造影効果を呈するが，多血性の腫瘍が多いため動脈相で強く濃染することが多い[2]（図6）。膵実質の濃染が強い場合は腫瘍とのコントラストがつかないこともあるため，PNENを疑う場合は早期動脈相を追加することもある。

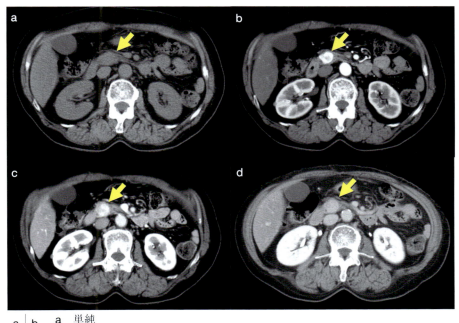

a	b
c	d

a　単純
b　膵実質相
c　門脈優位相
d　平衡相

図6　神経内分泌腫瘍（pancreatic neuro endocrine neoplasm; PNEN）
膵頭部に後期動脈相で強く濃染する20mm大の腫瘍を認める（矢印）。

5）膵癌（pancreatic cancer）

　膵癌は基本的に腺癌であるため緩徐に造影剤が取り込まれる。膵実質は動脈からの造影剤を受け強く濃染し，徐々に造影効果が落ちていくが，腫瘍は常に低吸収域として認められる。膵頭部に存在する場合は，上流の主膵管に拡張を認めるだけでなく総胆管に浸潤をきたすことで管内胆管まで拡張するため，閉塞性黄疸により発見されることも少なくない。また，膵癌は周囲血管系への浸潤も起こしやすいため，動脈，門脈系の周囲脂肪織を注視することも重要である（図7）。

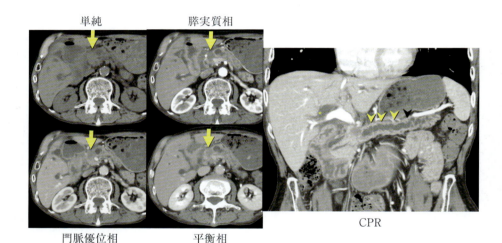

図7　膵頭部癌（pancreatic cancer）
膵頭部に18mm大の乏血性腫瘍を認める（矢印）。腫瘍より上流の主膵管は尾部まで拡張している（矢頭）。肝内胆管も著明に拡張している（*）。

4 脾臓

　脾臓は2つの異なる働きの臓器（白脾髄，赤脾髄）から成り立っている。肝硬変でよく見られる脾腫は門脈圧亢進症などで見られる。

　肝ダイナミックによる動脈相で脾臓が斑に濃染するのはウィルス性肝炎でよく見られる。この場合ウィルス性肝炎は白脾髄が増殖するため赤脾髄が動脈早期相で濃染されても白脾髄の割合が大きいために造影CTによる動脈早期相では斑に濃染されることがある（図1）。また平衡相では両者共に均一な濃度となることから脾腫の白脾髄の増殖が原因と考えられる。現在は3次元画像から描出した臓器の容積（Volumetry）を容易に計測可能でその処理法は普及し，脾臓においても肝疾患などに関わる脾腫について注目され脾臓Volumetryが評価されいる。

　教科書的には脾腫はUSで長径，短径で評価しているのが現状であるが個人の手技で誤差が生じ再現性が乏しいことからCT撮影後によるVolumetryが普及してきた（図2）。

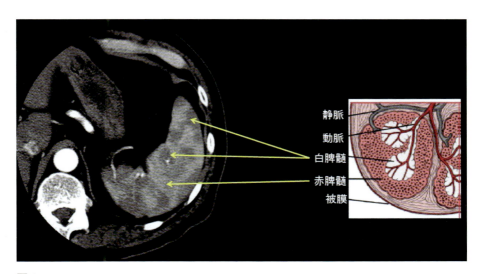

図1

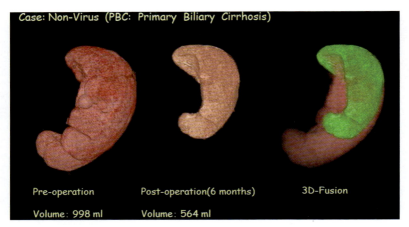

図2　脾腫の時系列

　脾腫になる主な原因は肝硬変などによる門脈亢進症，感染症，白血病，骨髄増殖性疾患がある。脾腫は著明に増殖すると機能が亢進状態になり，血球破壊が進むため貧血，出血傾向などが出現する。このような状況になると脾臓摘出が適応となることがある。また生体肝移植などで門脈圧亢進症が改善されると脾臓は縮小する（図3）。

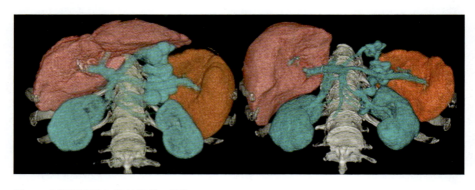

図3　生体肝移植の術前術後の評価
　移植により門脈圧が改善され，脾腫，脾静脈の改善もみられる。

5 外傷（肝脾膵損傷）

1. CT所見に基づく損傷分類

1）肝損傷

　肝損傷は肝実質または肝臓内の血管損傷である。腹部鈍的外傷による10〜20％の確率で生じる。肝損傷患者の約15％は肝静脈損傷を認めると言われている。

　肝損傷CT画像での血腫は被膜下または肝内に見られる。その場合において肝実質内は不均一な円形低吸収または肝実質を圧迫する半月状の低吸収域を認めることが大半である。挫傷，裂傷の場合は肝実質と比較して低吸収領域として見られる。また肝実質離断，血管損傷においては管腔外漏出像が見られる。

しっておくといいね！

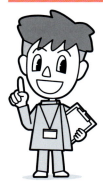

　腹部外傷でFAST所見が曖昧の場合にはsecondary surveyであるCT検査が必要である。

　この場合，最低限単純CTと造影CTが必要であるが，造影CTについては必ずしも肝ダイナミックを必要としないが，可能であれば必要に応じて実施することが望ましい。腹部造影CTで造影剤の血管外濾出や胆管内漏出，仮性動脈瘤が認めればIVRによる経カテーテル動脈塞栓術（TAE）を施行する。

肝損傷分類：CTでⅡ型，Ⅲ型

肝損傷分類		
Ⅰ型	皮膜下損傷	subscapular injury
	a. 皮膜下血腫	subscapular hematoma
	a. 実質内血腫	intraparenchymal hematoma
Ⅱ型	表在性損傷	superficial injury
Ⅲ型	深在性損傷	deep injury
	a. 単純深在性損傷	simple deep injury
	b. 複雑深在性損傷	complex deep injury

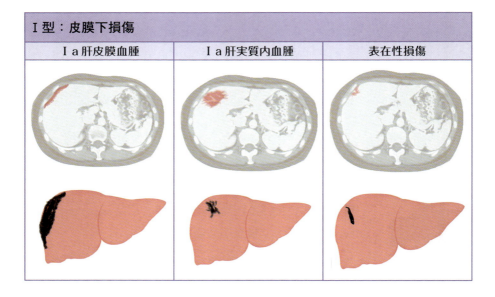

Ⅰ型：皮膜下損傷

| Ⅰa 肝皮膜血腫 | Ⅰa 肝実質内血腫 | 表在性損傷 |

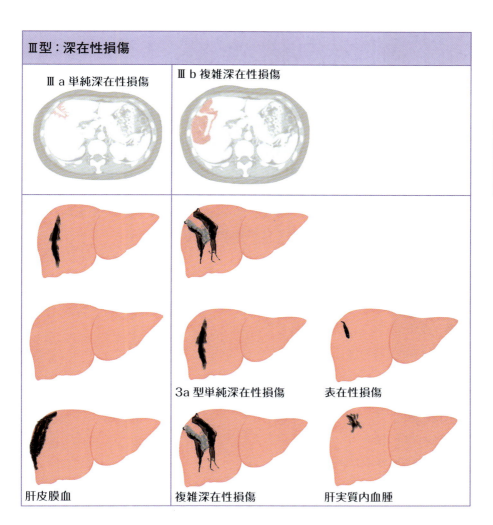

2) 脾損傷

　脾損傷は腹部の実質臓器の損傷のなかでは肝損傷に次いで発生頻度が高く，約12%を占めている。

　脾損傷は腹部を強打した時に発生することが多い。鈍的外傷で最も多い主訴は交通事故などであるが，希に刺創や銃創による場合もある。鈍的外傷では前方からの圧坐による組織の挫傷によるものである。

　特徴的な症状はほとんどみられません。左上腹部から左側胸部にかけての打撲痕，左横隔膜下にたまる血液の刺激による左肩痛，脾臓の内側に位置する胃粘膜の損傷による吐血などの間接的な症状・所見に加えて，出血性ショックによる血圧低下がみられるならば脾臓損傷が疑われる。

脾門部血管
Grade Ⅰ～Ⅴ
被膜下血腫
Ⅰ：10%以下の表面積
Ⅱ：10～50%
Ⅲ：50%以上または拡大する血腫
実質内血腫
Ⅱ：5cm以下の直径
Ⅲ：5cm以上または拡大する血腫
裂傷
Ⅰ：1cm以下
Ⅱ：1～3cm
Ⅲ：3cm以上
脈管損傷
Ⅳ：脾領域の25%
Ⅴ：脾全体

脾損傷分類

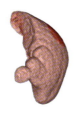
Ⅰ型 a: 皮膜下血腫

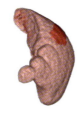
Ⅰ型 b: 実質内血腫

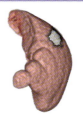
Ⅱ型：表在性損傷

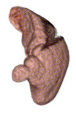
Ⅲ a 型：単純深在性損傷

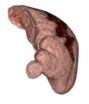
Ⅲ b 型：複雑深在性損傷

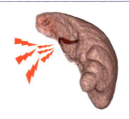
Ⅲ a ＋ HV
Appendix: 脾門部に合併した脾門部血管の表現、脾門部血管損傷（HV）

3）膵損傷

　膵損傷における CT の特異度は 90％程度あるが，受傷早期においては所見が付かない場合でも，腹部所見の増悪や，血中アミラーゼの上昇などにより膵損傷が疑われる場合は CT の再検査が必要とされている。

　ターゲット：外傷後に生じた膵実質（挫傷，裂傷，離断）と周辺の浮腫性変化の観察

6 手術支援

　手術前に行う検査は通常行うルーチン検査とは撮影タイミング，造影剤の使用量や注入方法などが異なる。ここでは各臓器における手術前3DCT検査の撮影法と画像作成法について解説する。

1. 肝　　臓

1) 肝切除術前3DCT撮影法

　肝悪性腫瘍における術前3DCT撮影は通常の3phaseプロトコルとは異なる（図1）。この撮影法は腫瘍の存在・質的診断が目的ではなく，正確なシミュレーションを行うことを目的としている[1]。すなわち，動脈，門脈，肝静脈を良好に描出するための撮影法を用いることが手術を受ける側，執刀する外科医，そして作成する放射線技師にとってよりプラスとなる。

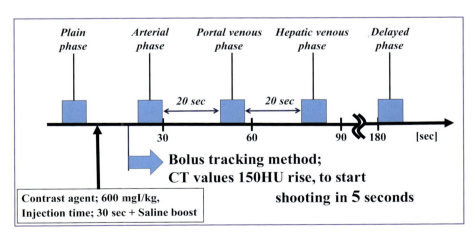

図1　肝切除術前3DCTプロトコル
600mgI/kgを30秒で注入後生理食塩水後押しし，ボーラストラッキング法を用いて横隔膜レベルの大動脈CT値が150HU上昇5秒後に動脈早期相を撮影する。

さらに，肝切除では肝内胆管の走行把握も重要となるため，DIC-CT を肝切除術前 3DCT 検査の翌日もしくは別日に行う。

　これらの術前検査はすべて呼気停止下で行う。3D 画像作成時に各時相のデータを Fusion するが，吸気停止より呼気停止の方が安定した画像が得られるためである。

ここがポイント

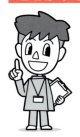

　図1に示した撮影プロトコルはすべて1相あたりの撮影時間が5秒とした場合の撮影タイミングなので，撮影時間が延長（もしくは短縮）する場合は，インターバルの時間を調整して次の時相がズレないよう工夫することが重要である。

使用造影剤と留置針

　造影剤は 600mgI/kg，さらに生理食塩水後押し法を用いる。体重によって造影剤量，注入速度が変化するため，造影剤，エクステンションチューブの注入限度圧を把握し，穿刺する留置針も設定した速度で注入可能な太さ（通常は 20G，22G 針）を選択する。

撮影範囲

　肝臓領域では側副血行路の描出と解剖学的位置把握も重要となるため，肝円蓋部〜腎下極が十分含まれる範囲で撮影することが望ましい。

撮影条件

　肝切除術前 3DCT の撮影条件を示す。管電流は AEC を用い SD8 程度となるよう設定する。再構成はスライス厚を最薄にし，再構成間隔は 20% 程度オーバーラップさせる。逐次近似・逐次近似応用再構成はやや強度を高くし，ノイズを極力抑える。

● 各装置における肝切除前 3DCT の撮影条件

X 線 CT 装置	Aquilion ONE	VCT
使用造影剤量	600mgI/kg ＋ 生食 40ml 後押し	
造影剤注入時間（sec）	30	
管電圧（kVp）	120	
管電流（mA）	AEC（SD8）	AEC（NI8）
収集スライス厚（mm）	0.5 × 64	0.625 × 64
ビームピッチ	0.641 〜 0.828	0.531 〜 0.987
管球回転時間（sec）	0.5 〜 0.75	0.4 〜 0.8
再構成スライス厚（mm）	0.5	0.625
再構成間隔	0.4	0.5
再構成関数	FC14	Detail
逐次近似応用再構成	AIDR Standard	ASiR 50%
1 相あたりの撮影時間（sec）	5	

単純

造影剤投与前に行う。腫瘍の存在部位，大きさ，障害陰影および撮影範囲に問題がないか確認する目的で撮影する。

早期動脈相

関心領域（region of interest: ROI）を横隔膜レベルの大動脈（撮影開始位置と同レベル）に設置，ボーラストラッキング法を用いて大動脈 CT 値が 150HU 上昇 5 秒後にて撮影を開始する。

ここがポイント！

早期動脈相撮影時，呼気停止の合図には 6 〜 7 秒程度かかるため，トリガーがかかってから呼吸停止の合図を出しても間に合わない。したがって多少の工夫を要する。早期動脈相の撮影開始位置と同レベルには心

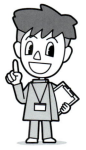

臓が描出されているので，左心房に造影剤の流入を確認した段階で先に呼吸停止の合図をはじめ，その間に設定閾値を超えたらスキャンを開始する（図2）。装置によっては自動音声用のROIを設定可能な場合もあるため積極的に利用する。

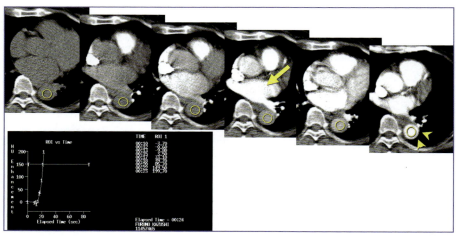

図2　ボーラストラッキング法を用いた早期動脈相の撮影タイミング
撮影開始位置と同レベルの大動脈にROIを設置，左心房への造影剤流入を確認した段階で（矢印）呼吸停止の合図開始，大動脈CT値が150HUを超えた5秒後に撮影を開始する（矢頭）。

門脈相

　早期動脈相終了20秒後に撮影する。術前プロトコルにおける門脈相は門脈が最も高濃度となる40〜55秒の間にタイミングが来る。肝実質はまだ完全に染まっていないため，門脈とのコントラストが高く3D画像作成時に優位となる。術前検査は腫瘍の質的診断目的ではないがHCCの早期濃染像はこの時相でも捉えることができる。

肝静脈相

　門脈相終了 20 秒後に撮影する。この時相は肝静脈が良好に濃染するタイミングであるが，同時に肝実質の濃度も高いので，通常は肝実質の作成および Volumetry もこの時相を用いる。また，古典的な HCC は肝静脈相で wash out することが多い。転移性肝腫瘍のような乏血性の腫瘍も肝実質とのコントラストが最も高くなる。したがって，腫瘍の描出もこの時相を使用することが多い。

平衡相

　造影剤注入 180 秒後に撮影する。平衡相は腫瘤がこの時相でしか捉えられていない場合等に使用するが，通常は 3DCT 作成に直接関与しない。この検査で全身転移検索も兼ねている場合は，この時相で撮影範囲を胸部から骨盤まで広げることがある。

DIC-CT

　DIC-CT は胆管と動脈，門脈との走行を確認する目的で行う。術前 3DCT と同時に行うと，胆管は動脈・門脈と並走しているため同様の濃度になってしまい，3DCT 作成に困難を極める。したがって術前 3DCT の翌日等，別の日に検査を行うことが望ましい。また，画像作成時は術前 3DCT 画像と Fusion するため同一 FOV に設定することや，可能な限りポジショニングにも気を配り，高い再現性を追求することも重要である。撮影方法の詳細は胆道系の項を参照されたい。

画像表示

　WW:250 程度　　WL:50 程度

　基本的に通常の 3phase 撮影と同条件でよいが，肝実質の濃度が高い場合は WL を適宜調整する。

2）肝切除術前 3DCT 画像作成法

多断面再構成画像（multi-planer reconstruction: MPR）の作成

　血管走行やリンパ節腫大の有無など，多方向から観察することが多いため，2mm 厚程度の Coronal 像，Sagittal 像を作成する。

非剛体補正

　複数時相の画像を Fusion するためには位置補正が欠かせない。呼気停止下による撮影を行っても完全に全時相の画像が一致することはほとんどない。これまでも 6 軸の位置補正（剛体補正）が可能であったが腹部は呼吸停止位置の違いによって臓器そのものが変形するため，どんなに軸を修正しても完全に補正することは不可能である。非剛体補正は一つの phase 画像を基準として他の phase 画像を変形し合わせこむ技術であるため，多少の呼吸ズレによる補正は修正される。前述したように，肝静脈相で腫瘍の抽出，肝実質の抽出，肝 Volumetry を行うため，この phase 画像を基点画像とする。基点画像は一切の変形を加えないため，Original 画像のまま使用することができる（図 3）。

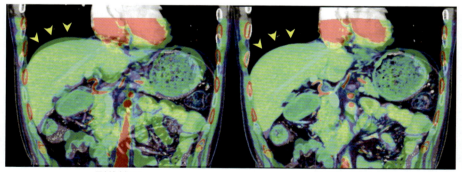

剛体補正　　　　　　　　　　　非剛体補正

図 3 剛体補正と非剛体補正
剛体補正では呼吸停止位置の違いで肝臓自体が変形しているため，どんなに軸を修正しても一致しない。非剛体補正は基点画像にもう一つの画像を変形させて合わせこむため，画像の一致率は高い。

ここがポイント！

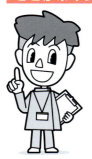

　肝 volumetry，肝実質の抽出，腫瘍の抽出はすべて肝静脈相で行う。したがって，非剛体補正を行うための基点画像は肝静脈相を使用する。ゆえに，肝静脈相自体は歪み補正などが一切かからないため，volumetry の精度や腫瘍の形状に影響を与えないのである。

作成する Volume の種類

　複数の画像を Fusion するために，それぞれの Volume を作成する。早期動脈相で大動脈・腹腔動脈・上腸間膜動脈，門脈相で門脈，肝静脈相で肝静脈・肝実質・腫瘍，DIC-CT で胆管を作成する。腹腔動脈において主に重要な血管は固有肝動脈以降の末梢側である。また，右肝動脈が上腸間膜動脈から分岐している場合はこれも併せて抽出する。このように肝動脈が 2 つ以上の系統で肝に流入している場合はレイヤーを分け，色を変えることで Fusion 画像時に観察しやすくなる（図 4）。門脈と肝静脈は手術時に最も重要な脈管であり，術前シミュレーションにおいてもこの血管の描出精度が解析結果に直接影響を及ぼす。

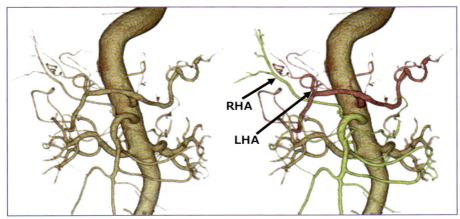

図 4　肝動脈の描出
腹腔動脈側から左肝動脈（LHA）が，上腸間膜動脈から右肝動脈（RHA）が分岐している。色を変えることで一目で分岐形態が把握できる（右）。

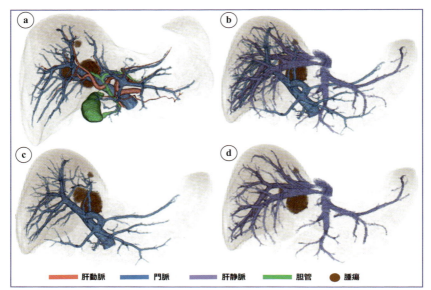

図 5 作成する 3D 画像の種類
a. 動脈＋門脈＋胆管＋腫瘍＋肝実質，b. 門脈＋肝静脈＋腫瘍＋肝実質，c. 門脈＋腫瘍＋肝実質，d. 肝静脈＋腫瘍＋肝実質

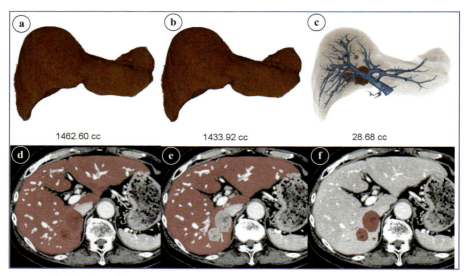

図 6 肝臓体側計測（Volumetry）
Volumetry は全肝（a, d），有効肝（全肝 - 腫瘍：b, e），腫瘍のみの体積（c, f）をそれぞれ計測する。門脈，肝静脈，下大静脈は計測値から除外する。

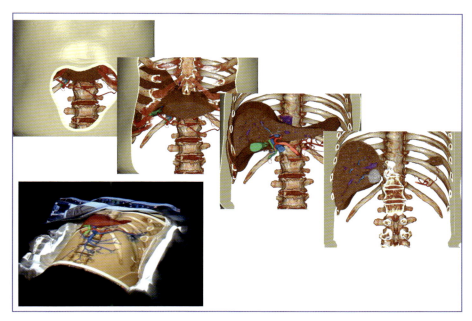

図7 プロジェクションマッピング用画像の作成
投影スクリーンは皮膚であるため,あえて濃い色合いの画像を作成することで手術場で見やすくなる(左下)。

作成する画像の組み合わせ

　まず動脈・門脈・胆管・腫瘍・肝実質の組み合わせを作成する(**図 5a**)。グリソン鞘領域の解剖学的位置の認識と先天奇形の有無を把握するためである。次に門脈・肝静脈・腫瘍・肝実質の組み合わせを作成する(**図 5b**)。加えて門脈・腫瘍・肝実質と,肝静脈・腫瘍・肝実質の組み合わせも作成する(**図 5c,d**)。最後に肝 volumetry の画像を作成する(**図 6**)。Volumetry は門脈・肝静脈・下大静脈の体積を減算する。全肝(**図 6a,d**),有効肝(全肝-腫瘍:**図 6b,e**),腫瘍のみの体積(**図 6c,f**)をそれぞれ計測する。門脈,肝静脈,下大静脈は計測値から除外する。これらの画像は縦360°回転,横360°回転をそれぞれ作成する。

プロジェクションマッピング用画像の作成

巨大腫瘍や鏡視下手術の場合など,切開の位置やポートの位置を決定するためにプロジェクションマッピング[2]を用いることがある。プロジェクションマッピングは手術場で実際に患者の腹部に直接 3D 画像を投影する手法であるが,投影するスクリーンが皮膚なので,あえて濃い色合いの画像を作成することで見やすくなる。

知っておくといいね!

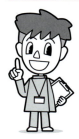

プロジェクションマッピングを行う場合,投影時の拡大率調整が問題となる。撮影範囲に両乳首と臍を含めることで,この 3 点をメルクマールにした拡大率調整が可能となる。

肝切除シミュレーション

肝切除シミュレーションは肝臓の解剖,脈管と区域,術式を理解していないと不可能であるため,初めは執刀する外科医と一緒に行うことが望ましい。ここでは系統的な切除シミュレーションについて解説する。予定切除領域は門脈によって支配されており,切離ラインは区域の境界を走行している肝静脈を目標にする。まず,切離予定門脈による支配領域を抽出する(**図 8a, d**)。続いて切離する肝静脈の支配領域も確認する(**図 8b, e**)。さらに,拡大手術に移行する場合も想定し,第 2 プランのシミュレーションも行う(**図 8c, f**)。執刀医は残肝 Volume と肝予備能とを比較し,耐術可能かを判断して最善の術式を選択する。

Question

腫瘍の大きさや個数がいっしょなら，切除Volumeは大体同じになりますか？

Answer

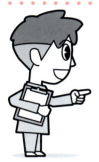

Noです．肝腫瘍の存在部位によって大きく異なります．例えば2.5cmの腫瘍が肝表面に存在する場合は部分切除で済みますが，右門脈本幹に接している場合は右葉切除を余儀なくされます．したがって，切除Volumeは腫瘍の大きさや個数よりもその存在部位に大きく影響されます．

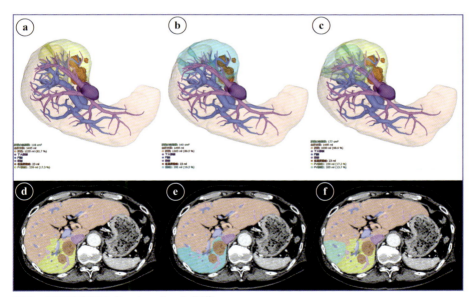

図8 肝切除術前シミュレーション画像
S7, S6HCC症例．肝後区域切除術のシミュレーション画像（a, d）．門脈後区域枝の支配領域が黄色で表示されている．切離する肝静脈の支配領域（水色）も同時に評価する（b, e）．さらに拡大手術に移行した場合も想定して，第2プランのシミュレーションも行う（c, f）．

2. 胆道系

1） 胆道系術前 3DCT 撮影法

　胆道系の術前 3DCT の特別な撮影法は存在しない。なぜなら胆道系の悪性腫瘍切除はほとんどが肝切除もしくは膵切除を伴うからである。つまり，病変の存在部位により，肝切除術前 3DCT もしくは膵切除術前 3DCT に準拠する。胆道系の悪性腫瘍は胆嚢癌，胆管細胞癌，肝門部・上部・中部・下部胆管癌があるが，胆嚢癌，胆管細胞癌および中部から肝側の胆管癌は肝切除の考慮が必要であり，中部・下部胆管癌は膵頭十二指腸切除を考慮する。中部胆管癌は病変が局所に限局している場合，胆管の部分切除のみにとどまることがある。したがって，術前 3DCT 撮影法の詳細は肝臓もしくは膵臓の手術支援の項を参照されたい。

ここがポイント！

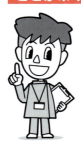

　胆管がんを疑って術前精査を行うときは，他のモダリティの情報を見て詳細な部位（上部・中部・下部）をあらかじめ把握してから検査を行うことが望ましい。他施設からの紹介など，情報が不足しているときは診療情報提供書の閲覧や依頼医に直接聞くなど，できるだけ検査前の情報取得に尽力を注ぐべきである。

2） 胆道系術前 3DCT 画像作成法

　ここではとくに肝切除を伴う胆管癌の特徴的な術前 3D 画像作成について解説する。中部〜上部胆管癌は病変の近傍を走行している右肝動脈に浸潤する可能性があるため，肝右葉の切除を余儀なくされることが多い。また，上部から肝門部胆管癌では，病変の進展範囲によって三区域切除が必要になることもある。このように，中部より肝側の胆管癌の根治には二区域以上の大量肝切除を伴うことが避けられない。

Question

胆管がんの肝切除シミュレーションでも DIC-CT は Fusion するの？

Answer

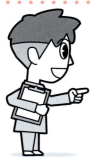

可能であればFusionします。胆管がんは閉塞性黄疸にて発見されることが多いため，総ビリルビン値が高く，胆管の描出率は低いです。また，可及的速やかに減黄処置が施されるため，他施設から紹介されてきたときにはすでにドレナージチューブが挿入されていることも多く，胆管の詳細情報も得にくいです。減黄できている状態でDIC-CTを行うことはありますが，描出を完全には保証できないことを依頼医にも伝えるべきでしょう。

術前門脈塞栓術（preoperative portal vein embolization: PVE）

　大量肝切除を行う上で最も考慮しなければならないのは残肝容積と肝予備能とのバランスである。残肝容積が少ないほど術後肝不全のリスクは高まる。したがって，切除予定の区域を支配している門脈を塞栓し，再生を促すことにより残肝容積の拡大を期待してPVEが行われる。胆道癌診療ガイドラインでも右葉切除以上あるいは50〜60％以上の肝切除を予定している胆道癌症例にはPVEの施行を推奨している[1]。

PVE前後の評価とSPECT Fusion

　まず，肝切除術前3DCTプロトコルにて撮影したデータを用いて肝容積を計測し，予定残肝容積の評価を行い耐術可能か判断する。PVEが必要と判断された症例はPVE施行後3週間〜1カ月後に再び術前3DCTプロトコルにて検査を施行し，予定残肝容積の再評価を行う。さらにGSAアシアロ

シンチグラフィにて得られた SPECT 画像を Fusion することにより，肝カウント率を考慮した機能肝容積による評価も行う（**図1**）。

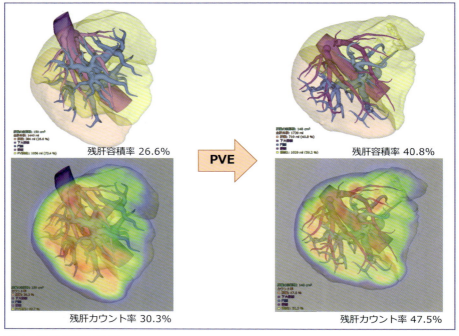

図1　PVE 前後の評価
PVE 後では残肝容積率，残肝カウント率ともに 40% を超えている。

知っておくといいね！

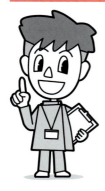

　PVE を行うと患側の肝臓は萎縮し，その機能も低下する。つまり，再評価を行ったときに肝臓全体の容積は変わらないが，患側と残肝の容積率が変化する。同時に GSA アシアロシンチグラフィによるカウントも患側では低下するため，物理的な容積率に比べ，SPECT による機能的なカウント率はさらに良くなることが多い。

3. 膵　　臓

1）膵切除術前 3DCT 撮影法

　膵悪性腫瘍における術前 3DCT 撮影で最も描出すべき血管は動脈である。そのため，動脈の描出が良好になるような造影剤注入法を設定する。膵切除の手術支援画像は膵頭部側の切除と体尾部側の切除で観察目的が若干異なるため，両者を分けて解説する。

使用造影剤と留置針

　造影剤は 600mgI/kg，さらに生理食塩水後押し法を用いる。体重によって造影剤量，注入速度が変化するため，造影剤，エクステンションチューブの注入限度圧を把握し，穿刺する留置針も設定した速度で注入可能な太さ（通常は 20G，22G 針）を選択する。

撮影範囲

　膵臓領域では脈管浸潤に伴う側副血行路の描出と解剖学的位置把握も重要となるため，肝円蓋部～腎下極が十分含まれる範囲で撮影することが望ましい。

撮影条件

　膵切除術前 3DCT の撮影条件を表（次頁）に示す。造影剤注入法は肝切除術前 3DCT の注入時間より短くすることで注入速度の上昇を図り，より動脈の描出が良好になるように設定する。撮影タイミングは早期動脈相と後期動脈相を 1 回の呼吸停止下で撮影する（**図 1**）。撮影時間を極力短くできる装置では分けて撮影することも可能である。管電流は AEC を用い SD8 程度となるよう設定する。再構成はスライス厚を最薄にし，再構成間隔は 20% 程度オーバーラップさせる。逐次近似・逐次近似応用再構成はやや強度を高くし，ノイズを極力抑える。

● 各装置における肝切除前 3DCT の撮影条件

X 線 CT 装置	Aquilion ONE	VCT
使用造影剤量	600mgI/kg + 生食 40ml 後押し	
造影剤注入時間 (sec)	25	
管電圧 (kVp)	120	
管電流 (mA)	AEC (SD8)	AEC (NI8)
収集スライス厚 (mm)	0.5 × 64	0.625 × 64
ビームピッチ	0.641 〜 0.828	0.531 〜 0.987
管球回転時間 (sec)	0.5 〜 0.75	0.4 〜 0.8
再構成スライス厚 (mm)	0.5	0.625
再構成間隔	0.4	0.5
再構成関数	FC14	Detail
逐次近似応用再構成	AIDR Standard	ASiR 50%
1 相あたりの撮影時間 (sec)	5	

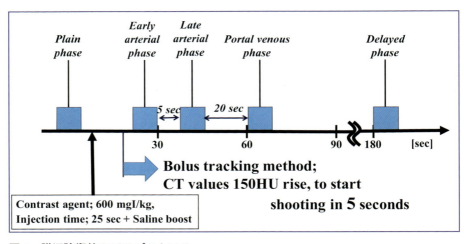

図 1　膵切除術前 3DCT プロトコル
600mgI/kg を 25 秒で注入後生理食塩水後押しし，ボーラストラッキング法を用いて横隔膜レベルの大動脈 CT 値が 150HU 上昇 5 秒後に動脈早期相を撮影する。

単純

造影剤投与前に行う。腫瘍の存在部位，大きさ，障害陰影および撮影範囲に問題がないか確認する目的で撮影する。

早期動脈相

早期動脈相の撮影方法は肝切除術前 3DCT に準ずる。詳しくは肝切除術前 3DCT の項を参照されたい。

後期動脈相

早期動脈相終了後 5 秒のインターバルの後に撮影する。膵実質相とも呼ばれ，膵実質が最も濃染するタイミングなので一般的に乏血性である膵の悪性腫瘍とのコントラストが高く 3D 画像作成時に腫瘍の抽出が容易になる。

門脈優位相

動脈相撮影 20 秒後に門脈優位相を撮影する。

ここがポイント！

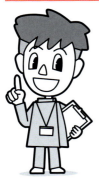

膵切除術前 3DCT における門脈優位相は肝切除術前 3DCT の門脈相よりも 10 秒程度遅い設定である。これは上腸間膜静脈および下腸間膜静脈への造影剤流入を確実にするためである。膵の悪性腫瘍は脈管浸潤しやすいため，その評価を行うためには上・下腸間膜静脈・脾静脈ともに完全に濃染されるのを待つ必要がある。

平衡相

造影剤注入 180 秒後に撮影する。平衡相は膵癌等の乏血性腫瘍がこの遅い時相では周囲から若干造影されるため，より不明瞭になることがある。この検査で全身転移検索も兼ねている場合は，この時相で撮影範囲を胸部から骨盤まで広げることがある。

画像表示

WW:300 程度　WL:50 程度

基本的に通常の膵 3phase 撮影と同条件でよいが，膵実質の濃度が高い場合は WL を適宜調整する。

2）膵切除術前 3DCT 画像作成法

多断面再構成画像（multi-planer reconstruction: MPR）の作成

血管走行やリンパ節腫大の有無など，多方向から観察することが多いため，2mm 厚程度の Axial 像，Coronal 像，Sagittal 像を作成する。また，膵臓の悪性腫瘍は血管浸潤しやすいため，手術可否の判断をするうえでも MPR による観察は重要となる。

CPR（curved multi-planer reconstruction）

膵臓領域では膵管軸に沿った CPR を作成する。膵管軸を中心に回転させる画像は膵管と病変との位置関係を観察うえで有用であるが，外科領域では単純に腹側から背側に観察する Coronal base の CPR 画像が重要となる。膵臓は CPR を用いることで頭部～尾部までの全体像を表示できるため，膵切離面と門脈・静脈との位置関係も把握しやすい（図2）。

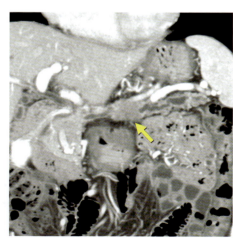

図2　膵管軸に沿った CPR
膵頭部～尾部までを1画像で網羅可能であるため，切離ラインの説明もしやすい。膵体部に 2cm 大の腫瘍を認め（矢印），主膵管は拡張している。

作成する Volume の種類

複数の画像を Fusion するために，それぞれの Volume を作成する。早期動脈相で大動脈・腹腔動脈・上腸間膜動脈，後期動脈相で腫瘍，門脈優位相で脾静脈，上・下腸間膜静脈系を作成する。

作成する画像の組み合わせ

動脈系・門脈系・腫瘍の組み合わせ，動脈系と腫瘍，門脈系と腫瘍の組み合わせを作成する（図3）。これらの画像は縦360°回転，横360°回転をそれぞれ作成する。

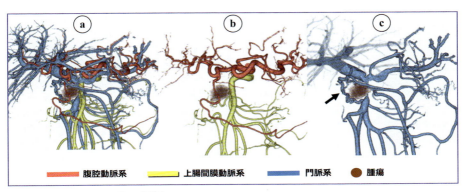

図3　作成する3D画像の種類
a　腹腔動脈系＋上腸間膜動脈系＋門脈系＋腫瘍
b　腹腔動脈系＋上腸間膜動脈系＋腫瘍
c　門脈系＋腫瘍
膵頭部に2cm大の腫瘍を認める。上腸間膜静脈が狭窄しているため，側副血行路が発達している（矢印）。

膵頭部腫瘍における術前 3DCT 作成のポイント

　膵頭十二指腸切除前の画像作成で重要な血管は上腸間膜動脈の起始部近くの背側から分岐する下膵十二指腸動脈の描出である(図4a)。この血管からは通常第1空腸動脈が分岐する。膵頭十二指腸切除術では下膵十二指腸動脈を根部から切離する。さらに，上腸間膜動脈起始部周囲は第2空腸動脈，中結腸動脈の分岐や右肝動脈が独立分岐していることもあり，血管の走行が複雑であるため，手術時に下膵十二指腸動脈の分岐位置と形態を把握することが重要なのである。また，腹腔動脈の起始部も重要な観察ポイントである。まれに腹腔動脈起始部が狭く足側に下がって分岐している場合がある(図4b)。これは正中弓状靱帯が腹腔動脈を締め付けるように存在しているためで，その場合腹腔動脈の血流は弱く，肝臓への血流は上腸間膜動脈からアーケードを介して胃十二指腸動脈を通り固有肝動脈へ流れていることが多い。膵頭十二指腸切除術では胃十二指腸動脈を切離してしまうため，肝臓の動脈血流低下が懸念される。このような症例では正中弓状靱帯を切開し腹腔動脈の締め付けを開放する必要があるため，腹腔動脈起始部の形態を確認することは重要なのである。

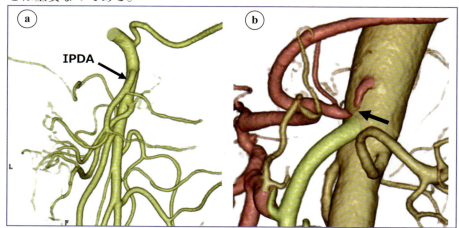

図4　膵頭十二指腸切除前における観察ポイント
a　上腸間膜動脈を背側から観察。b　腹腔動脈狭窄症例
下膵十二指腸動脈(IPDA)の分岐位置や分岐形態を把握できるような画像を作成することが重要(a)。腹腔動脈起始部が正中弓状靱帯により圧迫されている(b 矢印)。この所見を術前に把握できることが重要。

6）膵体尾部切除における術前3DCT作成のポイント

膵体尾部切除では腹腔動脈系を処理していく手術となるが，最近では腹腔動脈合併尾側膵切除術（distal pancreatectomy with en bloc celiac axis resection: DP-CAR）[1,2]を行う症例が増えている。DP-CARは腹腔動脈を根部から切離するため，術後に胃や肝臓への動脈血流が保たれるかが非常に重要となる。したがって上腸間膜動脈から胃十二指腸動脈へのアーケードが確認できるかが3D画像作成のポイントとなる（図5a）。これが確認できれば外科医は安心して手術に臨むことができる。また，腹腔動脈の分岐形態によっては左胃動脈を温存可能な場合があるため[3]，腹腔動脈周囲がよく観察できるような画像を作成することも大切である（図5b）。

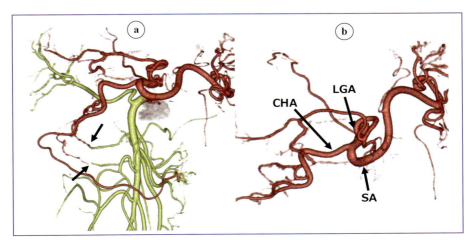

図5 膵体尾部切除前における観察ポイント
a 腹腔動脈系＋上腸間膜動脈系。アーケードが2本確認できる（矢印）
b 腹腔動脈周囲の描出 腹腔動脈の分岐形態も様々であるため，観察しやすい画像を提供する。左胃動脈（LGA）が総肝動脈（CHA）と脾動脈（SA）よりも手前で分岐しているため，LGAは温存できる可能性がある。

知っておくといいね

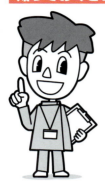

　膵切除術前 3DCT は動脈をいかに描出するかがポイントであるため，動脈の造影効果を可能な限り上げることが望ましい。装置が許せば低電圧を使用して造影効果を高くすることも有効である。さらに術前にニトログリセリンを舌下することにより血管拡張を促すことで，高い造影効果を得るという報告もあり[4]，様々な工夫を加えることでより詳細な情報を引き出すことが可能となってきている。

Question

静脈系はどの血管が重要ですか？

Answer

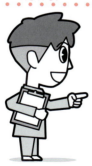

　術式で若干変わりますが，門脈起始部（上腸間膜静脈と脾静脈合流部）付近に注ぐ，胃結腸静脈幹（GCT: gastrocolic trunk）の描出と左胃静脈（LGV），下腸間膜静脈（IMV）の描出が重要となります。これらの血管の流入部は個人差があるため術前に把握しておくことが重要なのです。

II 撮像技術

2 MRI

MRI 検査の前に

■ 更衣と患者の確認

　MR 検査では，他のモダリティと異なり，体内に埋め込まれている様々な医療器具（デバイス）の有無の確認が必要である．また，それらのデバイスが MR 検査を行う上で検査可能かどうか，又は，ある条件下で撮像可能な場合など，デバイスを体内に埋め込まれている患者さんの確認が重要である．

　肝臓 MR 検査では，検査着に着替えていただくが，従来確認してきた体外製品（ヘアピン，下着の金具や腕時計など）を外していただくとともに，体内埋込みデバイスの有無と MR 検査対応可能かどうかの確認が重要であり，各施設で確認方法を確立しておくことが望ましい．

■ 造影剤の使用

　肝臓の MR 検査では，慢性肝疾患における肝細胞癌の有無やそのフォローアップ検査，癌の肝臓への転移の有無を目的として検査される場合が多いので，造影剤の使用が不可欠である．造影剤は，Gd キレートを用いた従来型の造影剤から鉄剤である超常磁性酸化鉄製剤（SPIO）に変わり，最近では，Gd-EOB-DTPA（EOB）を用いることがほとんどである．造影剤使用のため，検査前に腎機能の確認は行っておき，eGFR が 30 以下の場合は，Gd キレートの造影剤は原則禁忌となり，SPIO 造影剤を用いて検査を行うことになる．これらの造影剤の造影機序，排泄経路，副作用などをよく理解し，検査前に十分な説明と同意を得た上で，書面による同意書（複写式などで 2 部）を作成し，説明した医師のサインと患者さんから検査の必要性と内容を理解した

上でサインを頂いて，病院側と患者さんでそれぞれ保管しておくのが一般的である。以下に説明書や同意書の例を示す。

MRI 検査前の説明書

MRI 検査について説明します。MRI 検査準備票とあわせてご確認ください。

○MRI 検査とは
強力な磁石と電波を利用して画像を得る検査です。放射線は使用していません。
●検査中は、検査台に仰向けの姿勢で、狭いトンネルの中に入って頂きます。
●検査時間は 15 分から 30 分です。
●大きな音がしますが、検査中は動かないで下さい。

○MRI 検査を安全に行うために事前にご確認いただきたいこと
MRI 検査で使用する磁力と電波は通常人体への影響はありません。
ただし、次の項目に当てはまる方は、MRI 検査を受けられない可能性があります。
あらかじめ担当医にご相談ください。
●心臓ペースメーカ・植込型除細動器や人工内耳・神経刺激装置など MRI に対応していない電子機器が体内に埋め込まれている方
●古い脳動脈瘤クリップなど強磁性体金属が体内に埋め込まれている方（チタン製のものは検査可能です）
●内視鏡用クリップが排出されていない方
※MRI 対応の心臓ペースメーカ・植込型除細動器をご使用の方は、MRI 検査当日に循環器センターのペースメーカ外来（○曜日の午後のみ）の受診が必要となります。
※MRI 対応の人工内耳をご使用の方は、MRI 検査当日に耳鼻科外来の受診が必要となります。

○検査前の準備
●検査室に入る際には、磁力と電波の影響を受けるものを取り外す必要があります。
●アクセサリーなどの貴重品や電子機器、金属を利用したものは検査室に持ち込めません。
●検査部位によって検査着に更衣が必要な場合があります。着替えやすい服装でご来院ください。

○次の項目に該当する場合はご注意ください。
●貼付剤（経皮吸収貼付剤）は、すべて取り外していただきますので検査後新しい貼付剤をご使用になる方は、事前にご用意ください。
●保温性下着(ヒートテック等)、遠赤外線サポータなどは着用しないでください。
●カラーコンタクトレンズ、マスカラなどは火傷の可能性がありますので、外してください。

安全確認の問診票（検査準備票）

MRI 検査準備票（問診票）
検査時間の 15 分前までに、この用紙をお持ちになり放射線受付にお越しください。
氏名： 放射線　太郎
生年月日：1973 年 04 月 01 日
性別：男
登録番号：01234567
検査日時　2017 年 11 月 10 日　8 時 30 分
検査を安全に行うために下記の項目について確認いたします。はい(○)、いいえ(×)でお答え下さい。

1. 次の項目に該当する方は、検査を受けることが出来ません。
　　心臓ペースメーカ・植込み型除細動器( )、　人工内耳( )、　神経刺激装置( ) 内視鏡用クリップ( )、
　　材質不明の動脈瘤クリップ( )、　その他材質不明の金属( )
<u>MRI 対応の心臓ペースメーカ・植込み型除細動器をご使用の方は、ペースメーカ外来の受診が必要です。</u>
<u>MRI 対応の人工内耳をご使用の方は、耳鼻科外来の受診と前処置が必要です。</u>

2. 次の項目に該当する方は、非磁性体の確認が必要です。検査ができない場合があります。
　　動脈瘤クリップ( )、血管ステント( )、コイル( )、人工関節( )、その他の医療用金属材料（体内にある金属・異物( )）
医療用の機器等が体内に埋め込まれている方は、わかる範囲で記入してください。
体内埋込物の名称 [　　　　]　埋め込まれている場所 [　　　　]　材質 [　　　　]

3. 過去に MRI 検査を受けたことがある。( )
4. アートメイク( )、入れ墨( )等をしている。
5. 閉所恐怖症により MRI 検査ができない可能性がある。( )
6. 女性のみお答えください。
　　現在、妊娠中( )あるいは妊娠の可能性( )がある。
　　※妊娠 14 週未満の場合、検査の予約を変更していただく場合があります。

下記は MRI 検査を行う直前の確認項目です。あらかじめ内容をご確認ください。検査室へ磁性体を持ち込む事はできません。次のものは、故障したり画像に悪影響を及ぼしたりする事があるため、検査前に必ず取り外して下さい。なお高価な装身具でのご来院はお控えください。
頭頚部以外の検査では、基本的に検査着に着替えていただきます。
下記のものは、検査直前に検査担当者と一緒に確認します。
●金属物：□ヘアピン　□眼鏡　□イヤリング・ピアス　□ネックレス　□時計　□アンクルウエイト類
●磁気を利用した物：□キャッシュカード　□定期券・切符　□診察券　□駐車券　□エレキバン
●その他：□補聴器　□カラーコンタクトレンズ　□入れ歯　□湿布　□カイロ　□携帯電話　□携帯電子機器　□鍵　□コルセット　□ベルト　□吸湿発熱繊維（ヒートテックなど）　□義眼・義足・義手　□その他金属または磁気を利用した可能性のあるもの
上記項目をご記入の上、ご記名下さい。

ご本人　　　　　　　　　　　　　　　　　検査前確認技師

_____　　_____
ご本人以外の方が確認した場合

造影検査の説明書

検査説明書

検査名称： MRI 腹部造影検査
検査日時： 2017 年 11 月 10 日（金） 8 時 30 分
部署名・検査場所： 放射線部・MRI 検査室
氏名： 放射線　太郎　様　　登録番号：01234567　　生年月日：1973 年 04 月 01 日　　性別：男
科・医師： 肝臓内科：○○　　○○

〇造影検査を受けられる方へ
造影剤を使用して検査します。食事の制限がありますのでご注意ください。
●検査時間が午前の場合、朝食は食べないでください。
●検査時間が午後の場合、昼食は食べないでください。
いずれの場合も 水（お茶）、薬は飲んでいただいて結構です。

〇あらかじめ申し出ていただくこと
アレルギーや喘息のある方、以前造影剤を使用して気分が悪くなった経験のある方は、事前に担当医に相談してください。

〇検査終了後の注意
●検査後数日間に、かゆみや発疹、気分不良等の症状があった場合は、受診科または検査依頼科へお問い合わせください。時間外は急患室にお問い合わせください。
●授乳中の方は、検査後 24 時間、授乳を控えてください。

検査を受けられなくなった場合や事情により予約時間に間に合わない場合、また、ご不明な点がございましたら下記のいずれかの番号までご連絡してください。

電話での連絡先 03－1234－5678（総合受付） 放射線部受付： 内線 1111　MRI 検査室：内線 2222

検査説明と同意書

氏名： 放射線 太郎
生年月日： 1973 年 04 月 01 日
性別：男
登録番号：01234567

造影検査についてのチェックリスト

1. 過去の造影剤使用歴　○なし　○あり（❏CT　❏尿路造影　❏胆道造影　❏血管造影　❏MRI）
2. 造影剤の副作用歴　○なし　○あり（❏じんま疹　❏かゆみ　❏嘔気・嘔吐　❏頭痛　❏血圧低下　❏その他）
3. 喘息の有無　○なし　○あり（❏現在治療中　❏小児喘息：＿＿歳まで　❏治癒）
4. アレルギー歴　○なし　○あり（❏じんま疹　❏アトピー　❏アレルギー性鼻炎　❏薬＿＿❏食物＿＿）
5. 家族のアレルギー　○なし　○あり（具体的に　　　　　　　　　　　）
6. 心疾患の有無　○なし　○あり（具体的に　　　　　　　　　　　）
7. 甲状腺疾患の有無　○なし　○あり（具体的に　　　　　　　　　　　）
8. 腎臓病の有無　○なし　○あり（❏腎不全　❏透析中　❏その他具体的に　　　　　　　　）
9. 妊娠あるいは授乳　❏　妊娠しているかその可能性がある　❏授乳中である
10. その他（気になることがあればご記入ください）

　2・8 でありに当てはまる方は造影剤の副作用の起こる確率が高くなります。このような場合には、検査医の判断で造影剤を使わない場合もあります。

　9 の授乳中の方は、48 時間（ただし MRI は 24 時間）は授乳を避けてください。

　造影剤を使用しなくても必要な診療情報が得られると判断した場合は、造影剤を使用しません。

　末梢血管が細いなどの理由で造影剤を注入でき ないこともあります。

― ・ ― ・ ― ・ ― ・ ― ・ ― ・ ― ・ ― ・ ― ・ ― ・ ― ・ ― ・ ― ・ ― ・ ― ・ ―

造影検査についての説明内容の確認と同意書

説明担当者　　○○○病院・肝臓内科　　医師：：○○　○○

　私は、造影検査（CT、MRI　：検査予定日　　　年　　月　　日）について十分な説明を受け、造影検査の説明書を受け取りました。

❏　1. その内容につき理解した上で、検査を受けることに同意いたします。また予期せぬ事態の際の緊急処置の必要が生じた場合は、適宜処置をされることについても同意します。
❏　2. 判断できないのでもう少し時間をください。
❏　3. 他の医師の意見を聞きたいので資料をください。
❏　4. 提案された方針でなく他の方針を選びます。

　　　　　　　　　　　　　　　　　　　　　　　　年　　月　　日
　　　　　　　　　　　　　　　　　患者氏名＿＿＿＿＿＿＿＿＿＿＿＿＿＿
　　　　　　　　　　　　　　　　　住所
　　　　　　　　　　　　　　　　　電話番号
　　　　　　　　　　　　　　　　　代諾者＿＿＿＿＿＿＿＿（続柄　　　）
　　　　　　　　　　　　　　　　　同席者＿＿＿＿＿＿＿＿＿＿＿＿＿＿

■ 安全管理

可能であれば生体モニターを利用して，造影剤投与時のSpO_2とHeart Rate(HR)をモニタリングして患者急変時の対応ができるようにしておくことを推奨する（図1）。

呼吸器疾患のある患者で，SpO_2が95以下である場合は，酸素を吸入しながら検査を行う。造影剤投与時に嘔気などがあるとHRが上昇することがあり，これらを操作室でモニタリングしながら行うことで迅速な対応が可能と考える。また，患者の顔色や声などはMRのマグネットボア内では把握しづらく，造影剤の副作用発現時の対応が遅れることが考えられるため，日頃からシミュレーショントレーニングを定期的に行なっておくことが必要である。

CTと異なり，救急カートや自動体外式除細動（AED）は，MR室内（5ガウスライン）に持ち込めないので，患者をMR室内から出して，急変時の対応を行うことをチーム医療として医師，看護師と診療放射線技師とで連携をとりながら行っておくことも重要と考える。

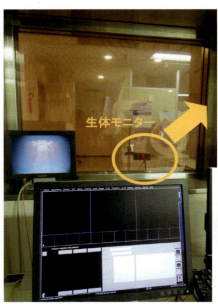
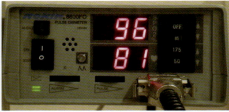
上段 SpO_2　下段 HR

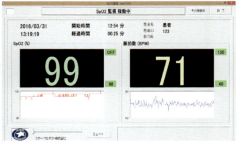

図1　パソコンに SpO_2 と HR がリアルタイムに表示・保存される

■ 造影剤の種類

本邦で使用可能な代表的な MR 造影剤を示す（**表 1**）。

大別すると CT に用いられるヨード造影剤と同様な細胞外液製剤，肝臓を目的とした製剤と消化管を目的とした造影剤の 3 つに分けられる。これらは，検査目的，排泄経路や副作用が異なるのでよく理解しておくことを推奨する。

表 1　本邦の MRI 造影剤一覧

分類	標的	一般名	商品名	排泄経路	Dynamic
非特異性 Gd 造影剤	細胞外液	ガドペンテト酸メグルミン：Gd-DTPA	マグネビスト	腎	○
		ガドテリドール：Gd-HP-DO3A	プロハンス	腎	○
		ガドジアミド水和物：Gd-DTPABMA	オムニスキャン	腎	○
		ガドテル酸メグルミン：Gd-DOTA	マグネスコープ	腎	○
		ガドブトロール：Gd-DO3A-butriol	ガドビスト	腎	○
肝特異性造影剤	肝網内系	フェルカルボトラン：SPIO	リゾビスト	鉄代謝	×
	肝細胞	ガドキセト酸ナトリウム：Gd-EOBDTPA	EOB・プリモビスト	腎・糞	○
経口造影剤	消化管	クエン酸鉄アンモニウム	フェリセルツ	糞	×
		塩化マンガン四水和物：$MnCl_2 \cdot 4H_2O$	ボースデル	糞	×

Question

造影剤の造影能はどのように示すの？

Answer

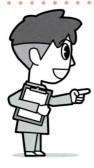

　縦緩和能（r1），横緩和能（r2）で表します。X線検査で用いられる造影剤は，それ自体がX線で吸収され，コントラストを変化させますが，MR用の造影剤は，周囲のプロトンの緩和時間を促進（短縮）させることにより，コントラストを増強します。

　造影剤による緩和時間短縮作用は，造影剤の不対電子とプロトンとの双極子相互作用によってT1およびT2緩和時間を共に短縮します。また，磁化率効果によってT2ならびにT2*緩和時間を短縮する造影剤もあります。造影剤によるT1およびT2緩和時間を短縮させる能力として，それぞれ縦緩和能（r1），横緩和能（r2）で表され，r2/r1の比が小さいもの（Gdベースの造影剤）は陽性造影剤として用いられ，r1に比べてr2の大きいもの（超常磁性酸化鉄製剤）は陰性造影剤として使用されます。しかし，造影剤が排泄経路の膀胱内で濃縮（高い濃度）されて低信号になったり，撮像パルスシーケンスやパラメータの設定により造影効果（短縮効果）が異なったりするので造影剤と撮像条件（撮像時期）も重要です。

■ ポジショニング

　患者さんの更衣，事前チェックや同意書の確認が終わったら，最終確認として患者さんの本人確認を行う。その次に，生理食塩液と造影剤を延長チューブで繋いで血管確保をMR検査室に入る前に行っておくことが望ましい。検査途中で造影剤の血管確保を行うと，医師が検査室に来るまでの待ち時間，血管確保困難な患者さん，医師の体外品のチェック等で検査が中断する時間が生じる場合もある。事前に血管確保しておくことで患者さんのポジショニ

ングの際に，インジェクターの位置，ルートの長さや寝台の溝へ挟まないかなどを注意し，検査のスループットが向上する。

■ 使用コイル

　腹部の検査では，腹部専用の Phased array coil を用いるのが一般的である。

　また，当院の装置のように，Body array coil を腹側に Spine array coil を背側にセッティングし，目的とする臓器（肝臓）を挟み込んで撮像する装置も多い。今回の使用コイルは，6ch の Body matrix coil と 4ch の Spine coil を組み合わせて使用している。

1 肝臓

1．肝臓の撮像法

　肝臓MRI検査で用いられる造影剤は，肝特異性造影剤EOBがほとんどなので，その検査方法について造影前の撮像，ダイナミック撮像，肝臓にEOBが取り込まれるまでの撮像と肝細胞造影相の撮像の4つに分けて撮像のフローチャートとシーケンスを示す。

　造影前には，脂肪の検出も可能なDXION法のT1強調画像と鉄の検出を目的としたマルチエコーのT2*強調画像を撮像する。また，可能であれば磁化率強調画像（SWI）も追加する。ダイナミック撮像では，3D-GRE法でVolume scanを行い，スライス厚は2～3mm厚で撮像することが望ましい。また，ダイナミック検査後，造影剤が投与されてから肝細胞相の撮像までの待ち時間にT2強調画像と拡散強調画像（DWI）を撮像する。最後に肝細胞相を撮像する。また，造影剤量は，体重あたり0.1mLなので総量4mL～8mL（最大10mL）の場合が多く，造影剤の血管確保のルート内（約5mL）に残ってしまうので，後押し生理食塩液は10mL以上が必須である。

　喘息のある患者さんや透析患者さんではGdベースの造影剤が原則禁忌なので，その場合はSPIO造影剤を用いる。また，ヘモクロマトーシスなど鉄が過剰な患者さんでは，SPIO造影剤も使えない場合があるので非造影の検査としてT1強調画像，T2強調やDWIを撮像して終了することもある。しかし，非造影剤ではある程度の診断が可能であるものの，最終診断には至らない場合は，他のモダリティとの併用が必須である。

基本的な撮像フローチャート

造影前	T1強調画像(DXION)		
	T2*強調画像	磁化率強調画像(SWI)	MRS
ダイナミック	ダイナミック pre		
injection	← Bolus tracking		
	ダイナミック 動脈優位相		
	ダイナミック 門脈優位相		
	平衡相(120秒)		
	後期相(180秒)		
呼吸同期	脂肪抑制T2強調画像		
	拡散強調画像(DWI) b=0,50,500,1000	門脈MRA	
肝細胞相 (20分以降)	脂肪抑制T1強調画像 Axial Isotropic 1.5×1.5×1.5		
	脂肪抑制T1強調画像 Coronal	：option	

基本的な撮像プロトコル

撮像法	撮像断面	シーケンス	TR (msec)	TE (msec)	FA (°)	スライス厚 (mm)	撮像時間
DIXON法	tra	3D-GRE	6.86	2.39/4.77	15	5	0:15
T2*強調画像	tra	2D-GRE	120	4.76〜28.58	40	7	0:16
SWI	tra	3D-GRE	24	20	15	3	0:25
Dynamic	tra	3D-GRE	3.87	1.43	12	2.5	0:15
T2強調画像 (呼吸同期併用)	tra	2D-FSE	1700	90	150	5	4:00
DWI (呼吸同期併用)	tra	2D-EPI	1800	79	90	6	2:45
肝細胞相	tra	3D-GRE	3.87	1.43	12	2.5	0:15
高分解能肝細胞相	tra	3D-GRE	3.68	1.34	12	1.5(iso)	0:20
	cor		3.85	1.56		2	0:24

※すべての撮像でパラレルイージング併用
※ Dynamic以降は全て脂肪抑制法を併用
※呼吸同期のTRと撮像時間は患者さんの呼吸サイクルによって変化する
※造影剤：0.1ml/kg，1ml/sec，生理食塩液20mlで後押し注入

Question

息止め vs 呼吸同期？ どちらがいいの？

Answer

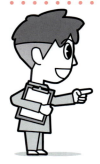

　原則的に両方使います。ダイナミック撮像や時間を優先する場合は，息止め撮像を行い，高分解能画像やS/Nを重視する場合は，呼吸同期で撮像を行います。

　肝臓のような上腹部のMR検査では，呼吸性のアーチファクトが問題となります。呼吸アーチファクトの抑制としては，息止め撮像で動きを止めて撮像する方法と呼吸を呼気または吸気の一定の位置に来た時に収集する同期撮像に大別されます。ダイナミック撮像では，血流評価を行うため短時間撮像を繰り返すので，自ずと息止め撮像になります。その他の撮像は，息止めと呼吸同期の両方の撮像が選択できますが，検査のスループットや検査目的別で，異なってくると思います。当院では，ダイナミック撮像のあと肝細胞造影相の待ち時間（造影剤投与後20分）が約15分あるので，呼吸同期のT2強調画像（脂肪抑制併用）と呼吸同期でMulti -b値のDWIを撮像しています。

ここがポイント！

ダイナミック検査の動脈優位相は
撮像タイミングのばらつきが大きい！！

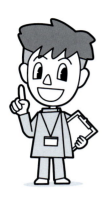

　EOB造影剤は，総量が少ないことや患者さんの因子（加齢，心機能や呼吸器疾患の有無など）により，腹腔動脈への造影剤到達時間にばらつきが見られる。自験例における体重あたり0.1mLの造影剤を1.0mL/secで注入したときの腹腔動脈に到達した時間をグラフに示す（図1）。

　17秒から27秒まで大きくばらつきがみられ，時間固定法（例えば注入後30秒で動脈優位相を撮像する）では，撮像タイミングが早かったり遅かったりするのは自明である。また，test injection法では，EOBを1mL使って1.0mL/secで注入し腹腔動脈への到達時間を患者個々に測定してから至適撮像時間を決定する方法もある。しかし，test injection法を行う分，検査が遅くなり，肝機能が正常な場合には，1分位で肝細胞に取り込まれるので本スキャンの前に肝臓が高信号になってしまうことも考えられる。

　当院では，ボーラス・トラッキング法で，1秒ごとに造影剤の心臓から腹腔動脈までの造影剤の動きをモ

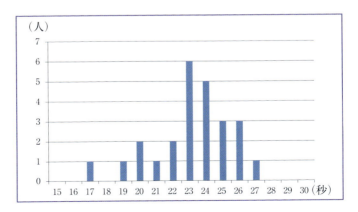

図1　動脈相撮像開始時間の分布
EOBと後押し生理食塩液を1.0mL/secで注入

ニタリングし,腹腔動脈に到達したのを確認してから(造影剤が上行大動脈に来たら呼吸の合図を始める)動脈優位相の撮像を開始する。ここで大事なのは,この動脈優位相のタイミングは,撮像シーケンスのk-spaceの中心を充填するコントラスト決定時刻とすることである。撮像シーケンスの中で,k-spaceのコントラスト決定時刻が変われば,このタイミングも微調整が必要である。実際,10秒の息止めが難しい患者さんでは,スライス厚などを調整(分解能を落とす)して5秒のダイナミック検査を行うこともある。そのときは当然k-spaceのコントラスト決定時刻も変わるので,呼吸停止の合図も変えなければ適切なタイミングで撮像できない。

Question

撮像パラメータはどのように決めるの?

Answer

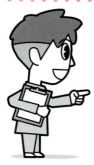

　肝臓のMR検査では,様々なパルスシーケンスが用いられます。特に,ダイナミック検査では,呼吸停止下の撮像を繰り返すので時間分解能を優先した撮像条件の設定が必要です。一方,T2強調画像やDWI,肝細胞造影相では,撮像時間に余裕があるため,呼吸同期撮像でS/Nを優先させたり,肝細胞造影相では造影剤のT1短縮効果で高信号となるので高分解能撮像で条件を設定したりすることが可能です。

■ 時間分解能

- ●ダイナミック検査はできるだけ短い呼吸停止時間で
- ●動脈優位相の撮像は，腫瘍の多血化を評価するには後期動脈優位相で
- ●1回の撮像は，20秒以下に

　すなわち，ダイナミック検査は腫瘍の染まりをみるので，動脈優位相を的確に捉えることが重要である。一般に，肝動脈よりも門脈が造影される時相（後期動脈優位相）を撮像することで腫瘍の血流の有無が可能となる。また，少なくとも造影前，動脈優位相，門脈優位相と平衡相と多くの撮像を繰り返すので，1回あたりの撮像時間をできるだけ短く設定する必要がある。撮像時間短縮技術としてパラレルイメージング (PI) は必須である。当院では従来，PI factor:2 を用いて 20 秒の撮像で行ってきたが，呼吸器疾患や高齢の患者では呼吸停止不良例もあり，PI factor:: 3 を用いて 15 秒の撮像条件に変更したところモーションアーチファクトが改善した（図2）。

　時間分解能が優先される撮像において，パラレルイメージングの特性としてS/Nの低下やアーチファクトの出現を理解し，空間分解能を満たした上でどこまで撮像時間を短縮できるかを念頭において条件の設定をすることが必要である。

呼吸停止15秒（今回）

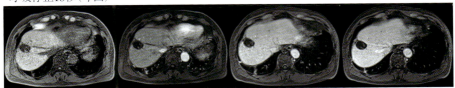

呼吸停止20秒（前回）

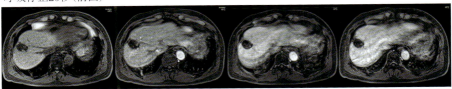

　　0 sec　　　　　動脈相　　　　　60 sec　　　　　120 sec

図2　HCC の RFA 治療後のフォローアップ検査

■ 空間分解能

- 2Dの撮像では，スライス厚5〜6mmで
- 3Dのダイナミックでは，スライス厚3mm前後で
- 肝細胞相では，1.5mmのiso-voxelも撮像

　2Dで撮像するT2強調画像やDWIは，S/Nとの兼ね合いから5〜6mmのスライス厚で撮像する。息止めで撮像する場合は，さらにS/Nが低下するので7〜8mm程度で撮像するとS/Nは改善する。また，肝細胞相では，肝細胞に取り込まれた造影剤のT1短縮効果で肝臓の信号強度が高くなるので，薄いスライス厚が可能となる。つまり，ダイナミックと同じスライス厚の2.5mm厚の撮像に加え，1.5mm厚のiso-voxelで撮像することで肝臓のVolumeを計測したり，volume rendering(VR)表示したりすることで肝硬変における肝臓の凸凹が視覚的に描出できる（図3）。

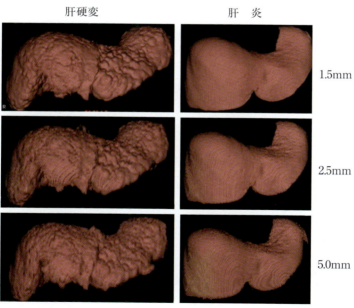

図3　肝細胞相のスライス厚とVR画像の違い

2. 造影前

　肝臓のMR検査では，ダイナミック検査に始まり，T2強調画像やDWI，肝細胞造影相に至るまで，ほとんどの撮像で脂肪抑制を併用している。そのため，造影剤による腫瘍内の信号強度が変化する前に次の撮像を行っておくことが必要である。

■ DIXON法によるT1強調画像

　In phaseとOpposed phaseのdual echoのGRE法で撮像することで病変部の脂肪検出が可能である。つまり，In phaseでは水と脂肪の信号が相加され，Opposed phaseでは相殺するので，2つの異なるTEで撮像することで高分化型肝細胞癌にしばしばみられる脂肪の検出を行うことができる。DXION法では，計算画像としてWaterとFat画像が得られるので，Fat画像により脂肪の検出は容易となる（図4）。

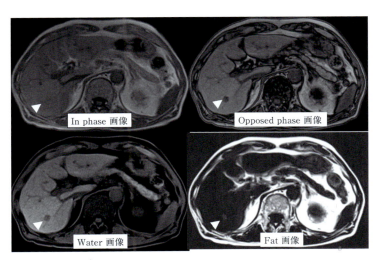

図4　DIXON法
TR 7ms，TE 2.4/4.8ms，FA 15°，スラブ厚5mmで撮像し，In phase画像，Opposed phase画像，Water画像，Fat画像の4つを得ている。Fat画像にS6の脂肪を含む肝細胞癌が明瞭に描出されている（矢頭）。

■ T2*強調画像による鉄の評価（定量評価）

　肝臓は，慢性肝疾患になるとしばしば鉄沈着が起こりやすくなる。鉄沈着を評価する撮像方法として 2D FLASH（TR120ms, TE4.76/9.53/14.29/19.60/23.82/28.58ms, FA 40°）法で TE の異なる6エコーの画像から肝臓の T2* 値を計算し，鉄の沈着の程度を表示することが可能である（図5）。

■ SWI による鉄の評価（視覚評価）

　SWI（susceptibility-weight imaging）法を用いて撮像すると，肝臓内の鉄の沈着の度合いを視覚的に評価することが可能となる（図6）。

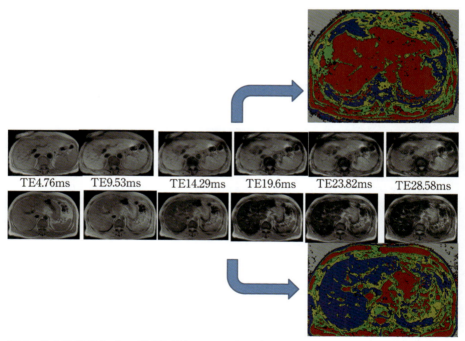

図5　鉄の沈着程度（T2*強調画像）カラー表示（青が鉄沈着あり）
上段：鉄沈着なし（赤）
下段：鉄沈着あり（青）

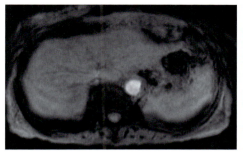
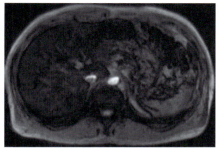

鉄沈着なし　　　　　　　　　　　　鉄沈着あり

図6　鉄の沈着程度（SWI）

3. ダイナミック撮像

　ダイナミック検査は造影剤を急速静注し，造影前，動脈優位相，門脈相，平衡相と繰り返し撮像する腫瘍の血流診断に有用な方法である。造影剤を静脈から注入し，心臓に到達してから肝臓までの到達時間は，経験的に患者毎に異なるのは周知の事実である。ばらつく因子として，患者側では血管の穿刺部位（穿刺した血管の太さ），心機能や動脈硬化の違いなど様々な因子が挙げられる。これらを踏まえ，ボーラス・トラッキング法を用いることで，患者個々の最適なタイミングで動脈優位相が撮像可能と考えられる。

ここがポイント！

　　　　　　ダイナミック検査の造影前の単純撮像でもボーラス・トラッキングを用いる！！
　　　造影前の単純撮像でもボーラス・トラッキング法を用いて撮像することで次の確認が行える。
　　　　●ボーラス・トラッキング法の音がうるさいので呼吸停止の合図が患者さんに聞こえているか

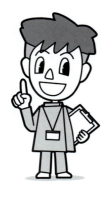

- 設定した撮像範囲から呼吸停止位置がずれていないか
- ボーラス・トラッキング法の音が始まると本スキャンと勘違いし呼吸停止していないか

造影剤の注入時と同じタイミングでボーラス・トラッキング法を行ない1秒間隔でモニタリング画像が表示され，呼吸停止の合図をするので，本スキャンと同様に患者さんに伝わっているかの確認ができる（図7〜9）。

動脈優位相のみ患者個々の最適なタイミングで撮像し，門脈相から平衡相（後期相）は，時間固定法で撮像してもかまわない。

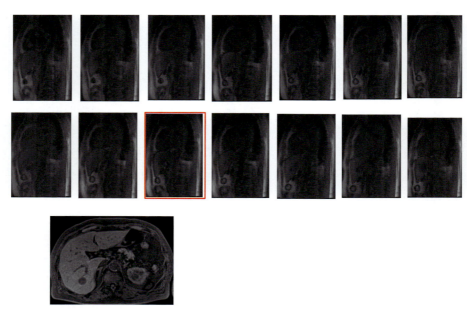

図7　ボーラス・トラッキング法の練習
造影剤の注入時と同じタイミングでボーラス・トラッキング法を行ない（赤枠の時相），プレの画像でアーチファクトの有無や撮像範囲の確認をする。

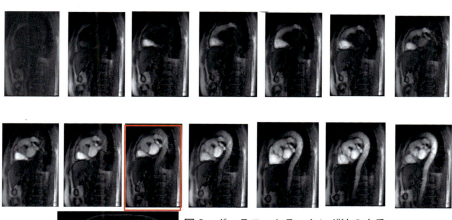

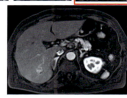

図8 ボーラス・トラッキング法の本番
造影剤を注入し，ボーラス・トラッキング法を行ない胸部大動脈付近（赤枠の時相）で呼吸の合図を開始し，腹腔動脈が描出されたらスキャンを開始する。

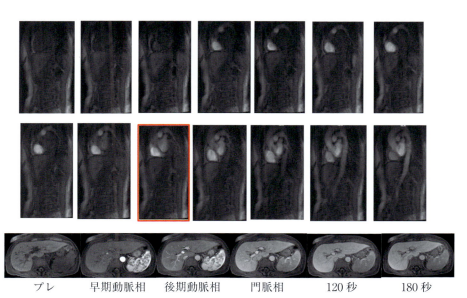

| プレ | 早期動脈相 | 後期動脈相 | 門脈相 | 120秒 | 180秒 |

図9 Double arterial 撮像
早期動脈相を捉えるので，上行大動脈大動脈付近（赤枠の時相）で呼吸の合図を開始し，腹部大動脈が描出されたらスキャンを開始する（通常より2～3秒早いスタートとなる）。

Question

多血性と乏血性腫瘍の違いは？？

Answer

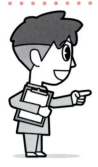

　肝細胞癌では発癌過程で腫瘍の血行動態は変わります。
　・本邦の肝細胞癌の特徴としてウィルス性慢性肝疾患や肝硬変などの慢性肝疾患に合併しやすい
　・粗大再生結節→腺腫様過形成→高分化肝細胞癌→中分化肝細胞癌→低分化肝細胞癌
　多段階発癌説では，腫瘍の動脈血流と門脈血流の支配がそれぞれの段階で変化し，動脈優位相で濃染するのは中分化肝細胞癌以降の時期と言われています（多血性腫瘍）。一方，腺腫様過形成や高分化肝細胞癌では，ダイナミック検査の動脈優位相で濃染しないため描出できない場合が多くあります（乏血性腫瘍）。また，転移性肝癌では，癌の原発巣に組織像は準ずるので肝内の転移巣は乏血性腫瘍として描出されます。

4. 呼吸同期撮像

　EOB造影検査は，造影剤投与後20分から肝細胞造影相となる。その待ち時間に同期撮像を行う。同期撮像では，呼吸パターンが一定でかつゆっくりとしたリズムで呼吸してもらうことが重要である。早すぎると腹部が動き始

めたところで撮像したり，途中で寝たりすると呼吸同期がされずに撮像時間の延長や動きのアーチファクトを含んだりすることがある（図10）。

　途中で呼吸パターンが乱れた場合，呼吸を一定にするように声かけするか，音声ガイダンス（息を吸って吐いてをヘッドフォンから繰り返し流す）でリズムよく呼吸をしてもらう。しかし，呼吸同期の撮像は，呼吸サイクルに撮像時間が依存するからと，音声ガイダンスで流す呼吸サイクルを短くしすぎると過呼吸になる場合もあるので注意が必要である。本人のリズムに合った呼吸サイクル（1.5，2，3，4秒間隔など）を事前に録音しておく。また，同期撮像でモーションアーチファクトを含んだ画像になった場合，その部分を呼吸停止下の撮像をして追加撮像を行うと良い。

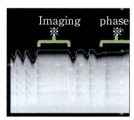

※寝てしまい画像のブレと連続性が保たれていない！

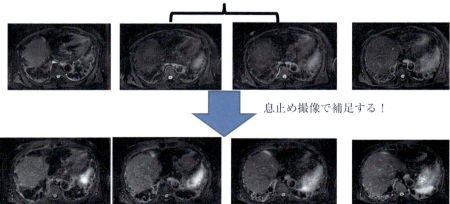

息止め撮像で補足する！

図10　同期撮像中に寝た例（T2強調画像）

Question

造影後にT2強調画像を撮像してもいいの？

Answer

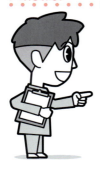

大丈夫です。

MR造影剤は，T1およびT2緩和時間共に短縮しますが，EOB造影剤はT2強調画像でT2短縮効果の影響は少ないと考えられます。

一般に，生体組織では組織のT1値はT2値の5倍以上であり，Gd造影剤のr1，r2に大差がないため，造影剤によるT1短縮効果の方がT2短縮効果より強くなります。造影剤の組織の濃度にもよりますがT1が約20％短縮したとしてもT2は数％しか短縮しませ

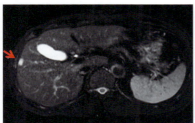

造影前 脂肪抑制併用T2強調画像

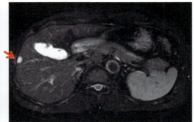

造影後 脂肪抑制併用T2強調画像

↘：血管腫

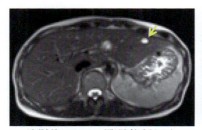

造影前HASTE（脂肪抑制なし）

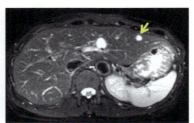

造影後脂肪抑制併用T2強調画像

↙：嚢胞

図11　EOB造影剤投与前後でのT2強調画像

ん。また，自験例における EOB 造影剤を希釈したファントム実験や臨床例の検討で肝血管腫や囊胞の描出に関して造影後に撮像しても検出率に問題はありませんでした（図11）。

■ T2強調画像

　高速 SE 法を用いた T2 強調画像では，撮像時間を短縮するには echo-train length（ETL）を長く設定すると良いが，blurring や MT 効果によるコントラスト低下や SAR が増加する。また，パラレルイメージングを併用するとこれらの問題も低減できるので，呼吸同期の撮像では時間分解能と高空間分解能との兼ね合いを考慮してパラメータの設定が必要である。

■ 拡散強調画像（DWI）

　腹部領域でも EPI 法に motion probing gradient（MPG）と呼ばれる傾斜磁場を印加することで水分子の拡散の程度を画像化することができる。空気（肺野や腸内ガスなど）と隣接する肝臓では，磁化率の影響で画像が歪んだり，脂肪抑制不良になったりするので 3D の Volume shimming を行うことで改善する（図12）。

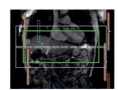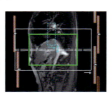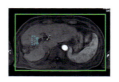

3D Volume Shimmingを肝臓ギリギリに設定する（緑枠）

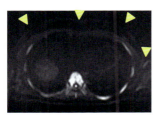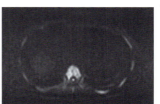

図12　DWI の shimming の違い
腹壁の脂肪抑制不良や左腕のアーチファクトも低減されている。

ここがポイント！

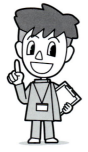

DWI は Multi b 値で！！

MPG の強さは，b 値（s/mm²）で表されるが，multi b 値で撮像すると次のメリットが考えられる。
- T2 shine through の影響を排除
- 撮像時間短縮には b 値ごとに加算を可変で
- Low b は血管を低信号

肝臓では，500〜1000 の b 値が用いられることが多いが，悪性病変では，高信号として描出されることが多く，高い細胞密度や間質の増加が水分子の拡散を制限していると考えられる。高い b 値を用いると T2 shine through の影響が抑えられるが，画像全体の S/N も低下する（図13）。

加算回数を増やせば撮像時間とのトレードオフとなるが，S/N の良い b0 では，加算一回とし，b 値が上がるにつれ加算を増やすことで，最終的な撮像時間短縮となる。また，T2 強調画像や b=0 の画像で血管も高信号となるが low b（b=50）では血管の信号は抑制されるで，診断しやすくなる。multi b 値での拡散強調画像が得られるので ADC 画像（ADC 値）も得られる。

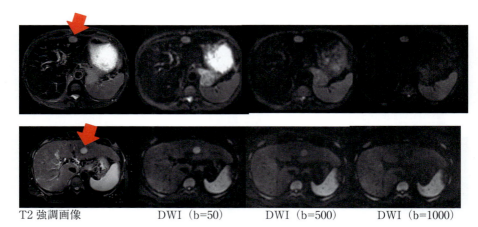

T2 強調画像　　　　DWI（b=50）　　　DWI（b=500）　　　DWI（b=1000）

図13　T2 shine through の違い
上段：HCC。下段：囊胞。
マルチ b factor で DWI を撮像すると T2 shine through の影響を排除できる。

■ 肝細胞相前の非造影 MRA

　肝硬変例では，しばしば門脈圧亢進症を合併する。門脈圧亢進が疑われる場合，当院では，非造影 MRA を用いて門脈ならびにその側副血行路の描出を行なっている。非造影 MRA では，血液をラベリングする Inversion recovery (IR) pulse と balanced SSFP シーケンスが用いられる。EOB 造影後に撮像を行っても門脈並びにその側副血行路を描出可能である（**図 14**）。

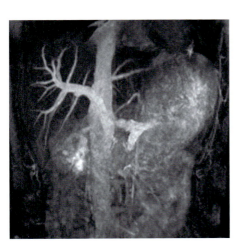 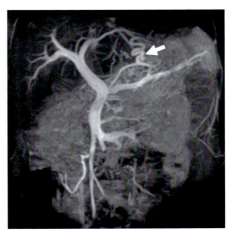

図 14　非造影 MRA による門脈・側副血行路の描出
a　正常肝
b　左胃静脈上行シャント
門脈圧亢進症における側副血行路の描出が可能である。

5. 肝細胞相

　Gd-EOB-DTPAは，胞外液製剤のGd-DTPAと同様のT1強調画像での陽性造影剤の効果があるのでダイナミック検査による腫瘍の血流評価が可能である。しかし，Gd-DTPAに比べアルブミンと結合し，約2倍のT1短縮効果があると言われているので，実際の使用量は，半分の濃度（0.1mL/Kg）である。そのため，ダイナミック検査を行う上では，より動脈優位相のタイミングが重要となる（前述）。また，正常な肝機能では1分位から肝細胞に造影剤が取り込まれて肝実質の信号が上昇するのが特徴である。通常は，投与後20分後に肝細胞造影相を撮像し，腫瘍の血流評価とともに肝細胞に取り込まれるかどうかで質的診断に有用である。

Question

肝細胞相はいつ撮像する？？

Answer

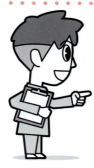

　添付文書では20分後から，肝細胞造影相の撮像と記載がありますが，肝機能の良い患者では，3分後のダイナミックの画像でもかなり肝細胞相となっています。逆に，肝機能が悪い場合は，20分後でも肝細胞の造影効果が低いです。

　肝機能の良い患者では，ダイナミック検査の門脈相から肝細胞が造影され，肝細胞相も15分くらいでコントラストの良い画像が得られます。当院では，肝細胞相を多断面で3種類撮像していますが，このようなケースでは，全て造影剤投与後20分待つのではなく，

最後の1相を20分後とすることでスループットが向上します（図15）。

　肝機能が悪く20分後でも肝細胞の造影効果が低い場合は，いったん患者を撮影台から下し，次の患者の検査が終了するまで肝細胞相の撮像を待ちます。この例では，70分後の撮像で胆嚢や総胆管が造影されているので，肝細胞の造影効果は正常肝より低いと思われますが，この時点で検査終了としました（図16）。

　スーパーレート（超遅延）の撮像をすると2時間くらい患者を拘束するので，患者が待てない場合は，位置決め撮像（10秒程度の息止めのGRE法）し，膀胱に造影剤が貯まっていることを根拠として終了する場合があります（読影医と相談）。肝細胞相の撮像時期の決めては，総胆管と膀胱に造影剤がきているかが鍵となります。

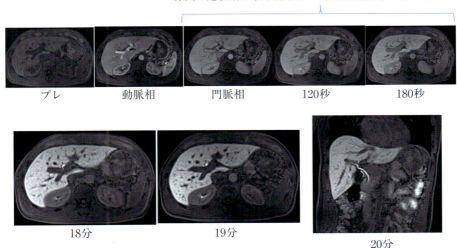

図15　肝細胞への取り込みが早い例

20分後に胆管は描出されず，
腎臓は造影されている！

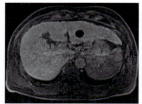
20分

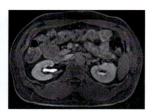
20分

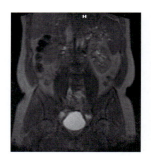
70分後，
膀胱が造影されている

70分後は，胆管が造影されているが，
肝臓の造影効果は低い！

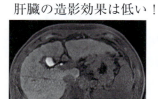
70分

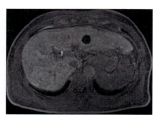
70分

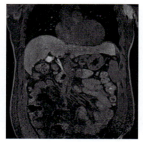
70分

図 16　肝細胞への取り込みが遅い例

6. SPIO 造影検査

　SPIO 製剤は，超常磁性を示す酸化鉄の微粒子が肝の網内系細胞（Kupffer 細胞）に貪食される。SPIO が取り込まれた正常肝では局所磁場が乱れ，T2 並びに T2*緩和時間が短縮することで正常肝の信号が低下し，T2 並びに T2*強調画像における陰性造影剤として用いられる（図 17）。

　この造影剤では，ダイナミック検査は行わないので，造影剤投与前に T2 強調画像（HASTE）と DXION 法による T1 強調画像を撮像する（図 18）。

　造影剤投与後すぐに，T2 強調画像と DWI を同期撮像で行う。同期撮像を行う時間が経過することで，正常肝の Kupffer 細胞に貪食される造影剤が増えるので，造影後の T2 ならびに T2*強調画像のコントラストは増強する（図 19）。

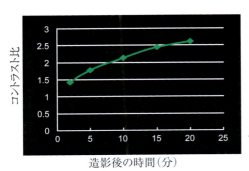

腫瘍と肝臓のコントラスト比

SPIO造影剤

T2*強調画像：TR244ms, TE10ms, FA20

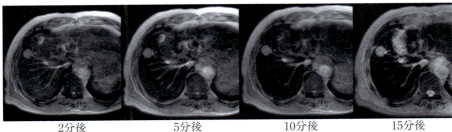

図 17　T2*強調画像の経時変化

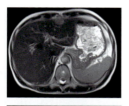

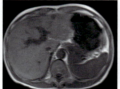 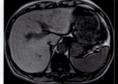 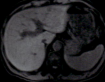 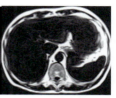

　　In phase 画像　　　Opposed phase 画像　　　Water 画像　　　　Fat 画像

図18　SPIO の投与前の画像
上段：単純 HASTE。下段：DXION 法による T1 強調画像。
透析患者のため Gd ベースの造影剤が使えないので，SPIO 造影剤で術前検査を行った。
腫瘍は，病理の結果，中分化の肝細胞癌であった。

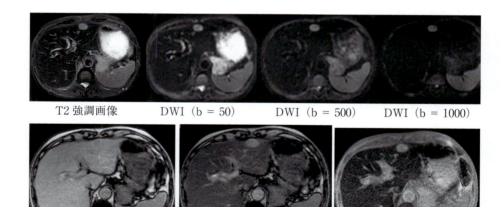

図19　SPIO の画像（造影後）
T2 と DWI は，造影剤を injection してからすぐ撮像する。

7. 代表的な疾患

1）多血性肝細胞癌

いわゆる古典的肝細胞癌の信号強度パターンを呈する。T1強調画像：低信号，ダイナミック検査で動脈優位相：高信号，門脈相～後期相にかけてwash outして低信号に，T2強調画像：高信号，DWI：高信号で肝細胞相：低信号となり，診断は容易である（図20）。

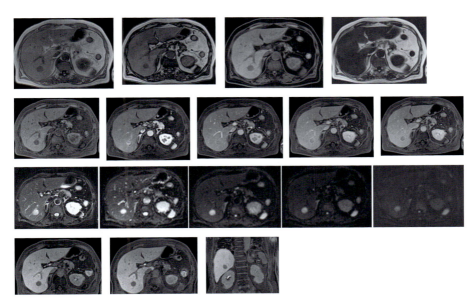

造影前					
ダイナミック	早期動脈相	後期動脈相	門脈相	120秒	180秒
呼吸同期撮像	T2強調画像	b=0：加算1	b=200：加算2	b=500：加算3	b=1000：加算4
肝細胞相					

図20　多血性肝細胞癌

2) 乏血性肝細胞癌

　T1強調画像，ダイナミック検査の動脈優位相，T2強調画像やDWIでも腫瘍は指摘できず，ダイナミック検査の120秒，180秒後と肝細胞相のみで高信号結節として描出される。肝細胞にEOBが取り込まれる腫瘍としてhyperplastic nodule（ハイリスク結節）として要フォローアップの腫瘍である（図21）。

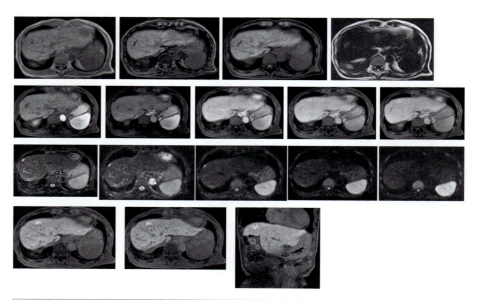

造影前						
ダイナミック		早期動脈相	後期動脈相	門脈相	120秒	180秒
呼吸同期撮像		T2強調画像	b=0：加算1	b=200：加算2	b=500：加算3	b=1000：加算4
肝細胞相						

図21　乏血性肝細胞癌
ダイナミック120，180秒後と肝細胞相のみ高信号

3) 転移性肝癌

 大腸癌による肝転移のために EOB-MRI を施行した。肝内の転移巣は乏血性腫瘍として描出されるので，腫瘍の中心部は壊死に陥り，辺縁部は viable な腫瘍として存在することが多い。そのため，動脈優位相で腫瘍の辺縁部は濃染し，中心部は染まらず，T2 強調画像：高信号，DWI：高信号で肝細胞相：低信号となる（図 22）。

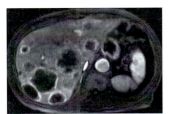
ダイナミック：動脈相

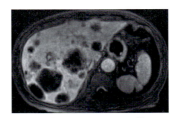
ダイナミック：120 秒

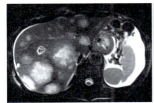
T2 強調画像

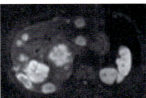
DWI（b = 1000）

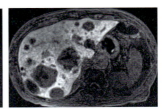
肝細胞相

図 22 転移性肝癌

4）海綿状血管腫

　海綿状や網目状に蛇行した血管腔の集まりの腫瘍で，細胞外液造影剤を用いたダイナミック検査で造影剤が fill-in pattern を示すが，EOB の場合は正常肝に EOB が集積されるので相対的に血管腫は高信号として持続しない。T2 強調画像：高信号，DWI：高信号で，肝細胞相：低信号となる（**図 23**）。

造影前

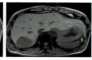

ダイナミック

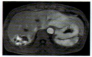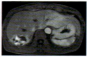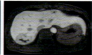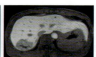

同期撮像

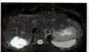

　T2 強調画像　　　b=0：加算 4　　　b=50：加算 4　　　b=500：加算 4　　　b=1000：加算 4

肝細胞相

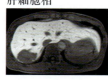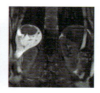

図 23　海綿状血管腫
※ 2008 年の初期の画像
2D dual echo（in/out）FLASH 法
DWI では各 b 値で同じ加算回数しか設定できなかった。

5）NASH から肝細胞癌

　本邦の肝細胞癌の特徴としてウィルス性慢性肝疾患や肝硬変などの慢性肝疾患に合併しやすい。肝細胞癌の約 15％が B 型慢性肝炎，約 75％が C 型慢性肝炎を背景としていると言われている。近年話題となっている脂肪肝は，アルコール性脂肪肝と非アルコール性脂肪肝（NAFLD: non-alcoholic fatty liver disease）に大別され，NAFLD も単純性脂肪肝と非アルコール性脂肪肝炎（NASH: non-alcoholic steatohepatitis）に分類される。この NASH の病態から重症型になると肝硬変や肝細胞癌へ進展しうることが分かってきた。NASH と健康診断で診断され，健康診断のエコーで肝臓に腫瘍が指摘されたため，3T 装置で EOB‐MRI を施行した（**図 24**）。

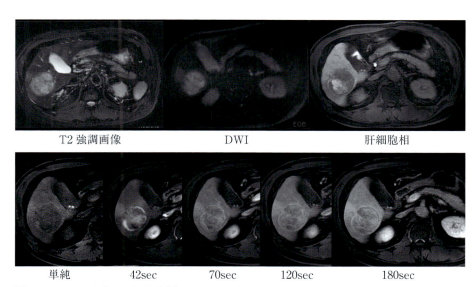

T2 強調画像　　　　　DWI　　　　　肝細胞相

単純　　42sec　　70sec　　120sec　　180sec

図 24　NASH から HCC の症例
Gd-EOB-DTPA　MRI　at 3T

6) 脂肪の定量

今後増えると予想される脂肪の定量について紹介する。DIXON法で撮像し、得られた水画像(w)と脂肪画像(f)から

HFF (hepatic fat fraction) ＝ f／(w+f) × 100 (%)

を算出している。肝臓への脂肪の沈着の度合いをカラーマップとして表示することで肝臓全体の脂肪化の評価が可能となる。また、従来から行われている正確な脂肪定量としてMRS (MR spectroscopy) も有用である(**図25**)。

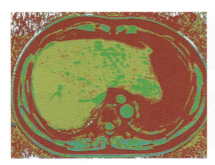

脂肪のカラーマップ
DXION法のWater画像とFat画像から
計算で求めたhepatic fat fraction

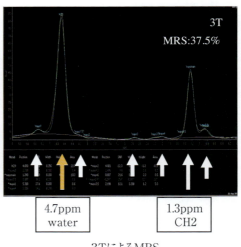

3TによるMRS

図25 脂肪定量法
Dixon法から得られた脂肪のカラーマップとMRS (3T) の脂肪定量

2 胆嚢・膵臓

　胆嚢・膵臓の MRI 検査は,造影剤を使用することなく胆嚢・総胆管・膵管の全体像を把握することができる 3D-MRCP(MR cholangio pancreatography)を主な目的とするが,組織コントラストの高さを活かした出血や線維化の評価,造影ダイナミック MRI を用いた腫瘤性病変の良悪性の鑑別,他のモダリティにはないコントラストが得られる拡散強調画像(diffusion weighted imaging：DWI)など有用性は高い。

　使用コイルは,肝臓のコイルに準ずる(101 頁)。

■ 経口造影剤

　クエン酸鉄アンモニウム製剤や塩化マンガン製剤は T2 強調画像において消化管内液体の信号を抑制する陰性造影効果をもつ。MRCP では消化管内の液体が障害陰影になることがあるが,これらを服用することにより画質の改善が期待できる。しかし,稀に総胆管に造影剤が逆流し乳頭部の評価ができなくなる場合があるため注意が必要である。またマンガン製剤の場合,経口投与後小腸より吸収され肝より胆汁に排泄される。2D-MRCP では投与後 30 分で総胆管の信号低下をきたすことがあるため(図 1),経口投与後は速やかに撮像する必要がある[1), 2)]。

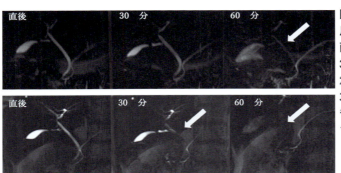

図1　マンガン製剤服用後における MRCP 画像の経時変化(上段 3D,下段 2D)
2D では 30 分後から,3D では 60 分後に総胆管の信号低下をきたしている(矢印)。

■ MRCP

　胆嚢・膵臓 MRI の主な役割であり，胆管合流部また膵胆管合流部の評価および胆嚢・総胆管・主膵管の拡張，狭窄等の形態確認のために撮像を行う。肝内胆管，胆嚢管には多くの合流様式があり，胆道系の変異の有無を知ることが外科的処置を行う場合に重要で，MRCP は有用な検査となる（図 2）。

　MRCP の撮像は，Heavy T2 強調画像を用いることにより水と比較してT2 値の短い背景信号を抑え，T2 値の長い水成分である胆汁や膵液の信号のみを取得する。第一選択の撮像シーケンスとして，呼吸同期併用の 3D-FSEを用いると 3～7 分程度の撮像で詳細な thin-slice 画像を取得することができるが，さらに MIP 画像を作成することにより高分解能に胆嚢 − 総胆管 −膵管までの全体像を描出することが可能である。

　MIP 画像のみでは小結石は描出されないので元画像の提供も必要である。呼吸同期不良や 3D の撮像が困難な場合，または追加のシーケンスとして息止め下での 2D 法の撮像を行うとよく，2D 法には 50mm 程度のスライス厚のシングルスライス法と 2mm 程度のスライス厚のマルチスライス法がある。

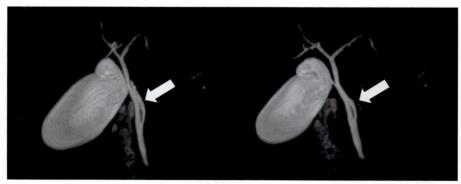

図 2　3D-MRCP（MIP）　総胆管の背側を周り左から合流する胆嚢管

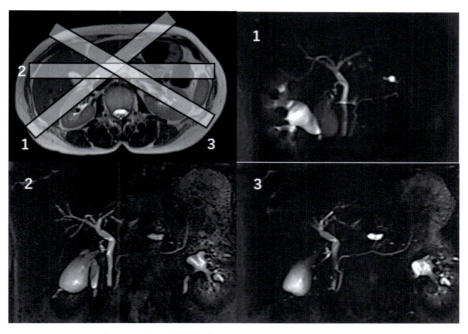

図3 2D MRCP (HASTE) の撮像角度

MRCP 撮像パラメータの一例				
コントラスト	撮像法	撮像断面	スライス厚	補足
3D MRCP	3D FSE T2WI	coronal	1mm	全体像の把握
2D single slice MRCP	Single shot heavy T2WI	oblique coronal	50mm	複数の角度で撮像 (図3)
2D multi slice MRCP	Single shot heavy T2WI	oblique coronal	2mm	追加シーケンス

1. 胆嚢と膵臓の撮像法

　撮像範囲は肝臓から十二指腸（ファーター乳頭）を含む範囲および，膵臓を十分に含むように設定する。それぞれ目的部位の 3mm 程度の thin slice 画像を撮像する。胆嚢・膵臓病変は良悪性ともに炎症を伴うことが多く脂肪抑制 T2 強調画像が有用になる。正常膵実質は脂肪抑制 T1 強調画像で高信号に描出されるが，病変部は低信号となるため，脂肪抑制 T1 強調画像が有用である。濃縮胆汁がある場合 Heavy T2 強調の MRCP では胆嚢を描出することが出来ないため T1 強調画像が有用となる。拡散強調画像は一般的に腫瘍，炎症，膿瘍などは水分子の拡散が制限されているため高信号となり病変の検出には有用である。

■ 撮影範囲

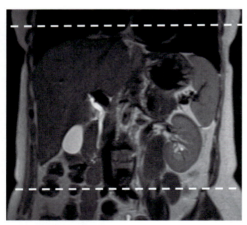

最初に coronal 画像を取得し，
目的の部位が入りきるように設定する

撮像パラメータの一例

コントラスト	撮像法	撮像断面	スライス厚	補足
T1WI	DIXON 3D T1 GRE	axial	3mm	2D in-out + 脂肪抑制 T1WI でもよい
脂肪抑制 T2WI	FSE	axial	5mm	上腹部全体を撮像
T2WI	Single shot	axial	3mm	目的部位の thin slice
T2WI	Single shot	oblique coronal	3mm	目的部位の thin slice
DWI	DWI EPI	axial	5mm	上腹部全体を撮像
Dynamic study	3D T1 GRE	axial	3mm	動脈相・門脈相・平衡相

Question

呼吸停止困難な患者さんのときはどうするの？

Answer

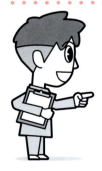

撮像シーケンスは息止めが基本ですが，呼吸停止が困難な場合もあるため，呼吸同期併用もしくは自由呼吸気下のシーケンスをあらかじめ準備しておくとよいでしょう。

■ 造影

　胆嚢・膵臓ともに腫瘍性病変が疑われる場合ダイナミック・スタディを行う。撮像シーケンスは高速3D-GRE脂肪抑制T1強調画像を用いる。造影剤および後押し生理食塩水を2mL/secで注入し，タイミングは動脈相，門脈相，平衡相の3相で撮像を行う（図5）。

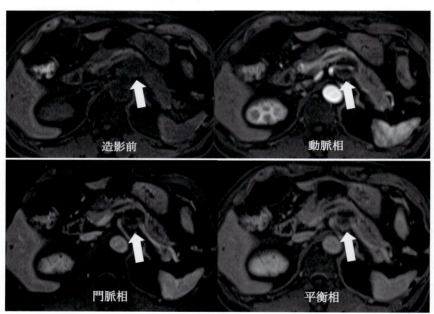

図5　膵臓ダイナミック撮像（脂肪抑制3D-VIBE）
造影前で膵実質よりも低信号な腫瘤（矢印）。造影効果は動脈相で膵実質より弱く，末梢部では腫瘍による通過障害のため膵炎が疑われる

Question

EOB肝造影検査にMRCPを追加依頼されましたがMRCPの撮像タイミングは？

Answer

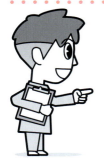

造影前もしくは，造影直後に撮像してください。

MRCPはHeavyT2強調画像です。EOB造影剤は，通常の組織ではT2強調画像に及ぼす影響は少ないが，投与量の約40％が肝から総胆管を経由して便排泄されるため，造影剤投与からの時間によってはMRCPでの総胆管描出に影響を及ぼします（図6）。望ましいのは，EOB造影前か直後に撮像することです。

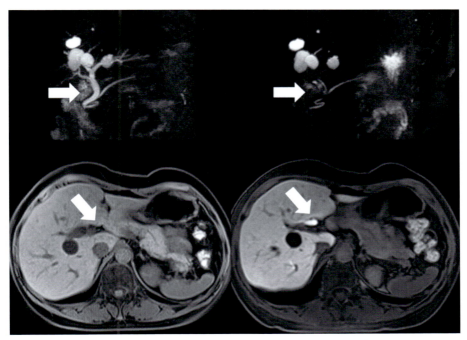

造影前　　　　　　　　　造影後（20分）

図6　EOB造影剤投与前後の3D-MRCP
造影前で描出されている総胆管（左上段）が，造影後20分では描出されていない（右上段）。下段はT1強調画像で，総胆管に造影剤が排泄されていることがわかる（右下段）

2. 胆嚢と膵臓の代表的な疾患

1）胆嚢腺筋腫症

　良性疾患のひとつで，一種の過誤腫性病変。一般的にびまん型，限局型，分節型の3型に分類される。RAS（Rokitansky-Aschoff sinus）と呼ばれる粘膜上皮の筋層内への深い陥入が腺筋症の90％以上でみられる。RASはT2強調画像で高信号に描出されるためMRCPなどのT2強調画像が有用である（図7）。

2）原発性硬化性胆管炎（PSC：Primary sclerosing cholangitis）

　肝内外の胆管壁に原因不明の狭窄をきたす炎症性疾患で診断にはAIDS関連胆管炎や胆管腫瘍，総胆管結石などの二次性硬化性胆管炎を除外する。診断にはMRCPが有用である（図8）。

3）膵管内乳頭粘液性腫瘍
（IPMN：Intraductal papillary mucinous neoplasm）

　粘液産生性の膵管上皮が乳頭状に増殖する膵管内腫瘍で高齢の男性に多い。主膵管型，分枝型，混合型の3型に分類され，治療方針を決定する重要な分類でありMRCPは有用である（図9）。
○主膵管型：5mmを超えるびまん性もしくは局所の主膵管拡張があり明らかな閉塞起点等の他の原因がないもの
○分枝型：主膵管径5mm以下で主膵管との交通を有する5mmを超える拡張した分枝膵管の集簇で，ブドウの房状を呈する
○混合型：主膵管型と分岐型両方の基準に合致するもの

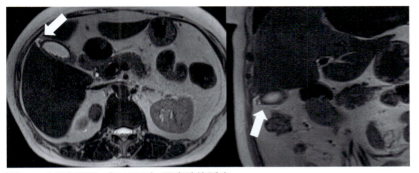

図7　T2強調画像（HASTE）胆嚢腺筋腫症
胆嚢壁は全周性に肥厚し底部の壁内にRASが描出される。

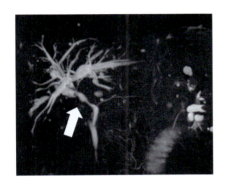

図8　3D-MRCP（MIP）原発性硬化性胆管炎（PSC）
肝門部優位の肝内胆管の不規則な拡張や狭窄が見られる。

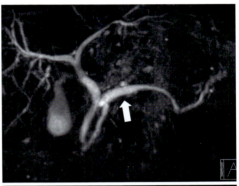

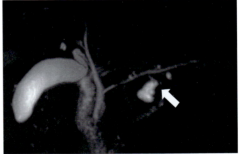

図9　3D-MRCP（MIP）主管型IPMN（上段）
主膵管の拡張は体部～頭部にかけて見られる。膵切除後の病理は腺腫であった。分枝型IPMN（下段）膵体部に20mm大のブドウ房状の多房性囊胞があり，主膵管との連続が見られる。

4）副脾

　副脾の発生頻度は人口の約 10% とされ，多くは，脾門部，脾下端，膵尾部などの脾動脈支配領域に存在する。膵内に存在する場合，膵腫瘍との鑑別が必要になる場合があり，SPIO 造影検査により脾臓と同じように造影されるため鑑別が可能となる（**図 10**）。

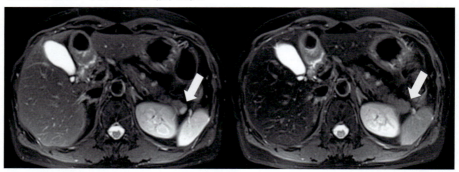

図 10　SPIO 造影　脂肪抑制 T2 強調画像
（左：造影前　右：SPIO 造影後）
造影前の T2 強調画像で脾臓と同程度の信号強度腫瘤があるが，SPIO 造影後に脾臓と同程度の信号低下を認める（矢印）。

II 撮像技術

3 核医学

　肝臓，胆嚢，膵臓，脾臓の核医学検査には，それぞれ異なる放射性医薬品を用いた検査があったが，現在では，主に肝臓疾患や胆道疾患の診断を目的とした検査が行われている．肝臓の核医学検査には，肝実質細胞を対象とした肝受容体シンチグラフィ，Kupffer 細胞を対象とした肝脾シンチグラフィがある．また，肝・胆道を対象とした検査には，肝胆道シンチグラフィがある．

1 肝受容体シンチグラフィ

1．撮像法

■ 使用放射性医薬品と集積機序

　肝受容体シンチグラフィでは，アシアロ糖タンパクの ^{99m}Tc 標識化合物である ^{99m}Tc-GSA を用いる．アシアロ糖タンパクは，肝細胞表面に存在するアシアロ糖蛋白受容体を介して肝細胞内に特異的に摂取される．そのため，^{99m}Tc-GSA を用いた核医学検査により肝細胞の分布を画像化でき，肝予備能を推定することができる．

■ 臨床適用

　肝受容体シンチグラフィの検査目的には以下のようなものがある．
・肝炎（急性，慢性），肝硬変，脂肪肝，閉塞性黄疸，肝腫瘍の診断

- 肝切除前後の肝予備能の評価
- 生体肝移植前後の評価，グラフト肝機能評価
- インターフェロンによる治療効果判定
- うっ血肝の評価

このうち，近年では特に，「肝切除前後の肝予備能の評価」に用いられることが多い。

■ 前処置および投与方法

前処置として，食事の摂取により肝血流量が変化するので検査前 4 〜 6 時間程度は禁食とするのが望ましい。また，検者の衣服で収集画像のアーチファクトの要因になるもの（例えば，金属製のボタンやベルトなど，SPECT/CT の場合にはブラジャーなど）は外していただく。また，放射性医薬品による衣服の汚染を防ぐために検査衣に更衣していただくのが望ましい。

投与量は，成人では 185 MBq 全量を使用する。小児では小児核医学検査適正施行のコンセンサスガイドラインを参考に投与量を決定する。投与方法は，右肘静脈にルート確保し，20 ml 程度の生理食塩水を用いてボーラス投与を行う。注射漏れは定量精度に影響を与えるため，留置針を用いたルート確保が望ましい。

■ 使用機器および収集方法

シンチレーションカメラもしくは SPECT/CT 装置でダイナミック収集と SPECT 収集を行う。また，ダイナミック SPECT 収集を行う施設もある。なお，一般的にコリメータは Low energy high resolution（LEHR）または Low energy general purpose（LEGP）を使用する。

ダイナミック収集

カメラの視野内に心臓から肝臓までが入る位置にポジショニングする（おおよそ胸鎖関節から腸骨陵まで）。カメラを最接近させ，薬剤投与と同時に収集を開始する。

ダイナミック収集条件		
エネルギーウィンドウ	マトリクスサイズ	収集時間
140 keV (15〜20%)	128 × 128	血流相：2 min（5 sec × 24 frame）
		機能相：14 min（30 sec × 28frame）

ここがポイント

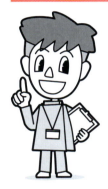

みぞおちにタオルをおいて抑制帯を用いて上腹部をしっかり固定することで肝臓の呼吸性移動を抑制することができる。深呼吸などにより肝臓の呼吸性移動が大きいと解析結果に影響を及ぼすため，収集開始前に説明しておく（図1）。

ボーラス投与の方法と，収集開始のタイミングを施設内で統一し，時間放射能曲線の立ち上がりのタイミングを安定させる。

肝囊胞などにより骨盤腔内まで肝臓が腫大している場合があるので，事前にCTなどの形態画像を確認してからポジショニングを行う。

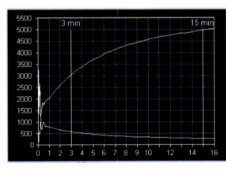 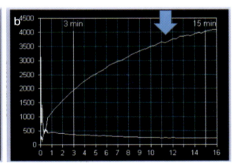

図1 呼吸の影響を受けた時間放射能曲線
a 呼吸による影響なし
b 呼吸による影響あり。10分程度から寝てしまい肝臓の呼吸性移動量が増加したため数値が変動している

SPECT 収集

　SPECT 撮像は両手を挙上した状態で撮像し，収集時間は 10 〜 15 分程度に設定する。SPECT 収集中に肝臓の放射能濃度が変化するため，収集方法は反復連続回転収集（3 min/rotation × 5 rotation 程度）が望ましい。

SPECT 収集条件			
エネルギーウィンドウ	マトリクスサイズ	収集角度	収集ステップ数
140 keV (15 〜 20%)	128 × 128	360°	60

ここがポイント

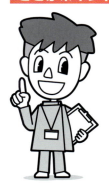

　健康成人の場合，薬剤投与から 30 分程度で ^{99m}Tc-GSA が肝細胞内で分解され胆道系に排泄されるため，検査全体を約 30 分以内に終わらせるのが望ましい（図 2）。

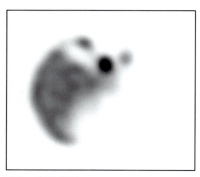
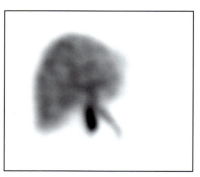

図 2　胆道排泄
静注約 45 分後の SPECT 画像（左：横断面，右：冠状断面）

ダイナミック SPECT 収集

　ダイナミック収集から得られる二次元画像は時間分解能に優れるが SPECT 画像に比べ定量精度に劣る[5]。検査開始と同時にダイナミック SPECT 収集を行う方法もある[6]。

ダイナミック SPECT 収集条件

エネルギー ウィンドウ	マトリクスサイズ	収集時間
140 keV (15〜20%)	64×64	20 min (60 sec × 1 rotation)

■ 画像再構成法

　SPECT 画像は，逐次近似再構成法のひとつである Ordered subset expectation maximization method（OSEM 法）を用いて画像再構成されることが多い。更新回数（サブセット数×繰り返し回数）等の一般的な再構成条件を示す。

SPECT の画像再構成条件（OSEM）

更新回数	平滑化フィルタ	減弱補正	散乱線補正	位置分解能補正
100 程度	Gaussian または Butterworth	あり	あり	あり

　減弱補正は必須であり，CT 減弱補正法が推奨される。SPECT/CT 装置を保有していない場合，画像保存通信システム（PACS）を利用して直近の CT 画像を用いる（ただし，メーカーが異なる装置の場合は正しく減弱補正が行われない可能性があるので注意が必要）。

　図 3 に示すように，Chang 補正の画像でも補正されているように見えるが，冠状断面では天頂部周辺が過補正になっていることが分かる。これは，天頂部は肺野と腹腔内の境界に位置するため，Chang 補正では，正確に補正しきれないためである（図 3）。

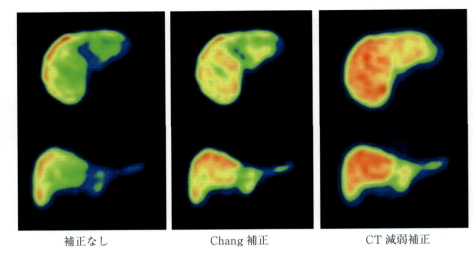

|補正なし|Chang 補正|CT 減弱補正|

図3 GSA
異なる減弱補正法によるSPECT再構成画像の違い（上段：横断面，下段：冠状断面）

Question

CT減弱補正を行う際に，SPECT画像とCT画像の位置合わせが上手くいきません。どうしたらいいですか？

Answer

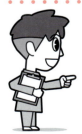

SPECT画像は自由呼吸下において撮像されているため，呼気で撮像したCT画像を用いることが望ましいです。SPECTを呼吸停止下で撮像する方法などもあります[7]。

Question

更新回数（サブセット数×繰り返し回数）はどのように設定したらいいですか？

Answer

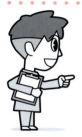

最適な更新回数は位置分解能補正の有無によって適宜変更する必要があります。位置分解能補正を行う場合，90 から 120 程度が適していると報告されています[8]。

■ 解析方法

肝受容体シンチグラフィでは，ダイナミック収集で得られた経時的なプラナー画像から，血中停滞率指標（HH15）や肝摂取率指標（LHL15）を算出する。解析の手順を以下に示す。

心臓部と肝臓部に対して関心領域（region of interest: ROI）を設定する。

心臓部の時間放射能曲線（time activity curve: TAC）の 3 分と 15 分のカウントをそれぞれ H3，H15 とし，肝臓部の TAC の 15 分のカウントを L15 とする。

血中停滞率指標である HH15 と肝摂取率指標である LHL15 は次式により求められる[1]。

・$HH15 = (H(15))/(H(3))$　　$LHL15 = (L(15))/(L(15) + H(15))$

正常値は HH15：0.5 ～ 0.6，LHL15：0.91 ～ 0.96 程度である。
（肝機能が悪ければ HH15 は増加し，LHL15 は減少する）。

Question

心臓部と肝臓部の ROI の設定はどうしたらいいですか？

Answer

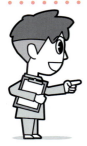

心臓部と肝臓部に手動で関心領域を設定する方法が一般的です（図 4）。LHL は心臓 ROI の囲み方により大きく変動する[9]ので、肝臓が入らないように両心室のみを囲むように施設内で統一する必要があります。

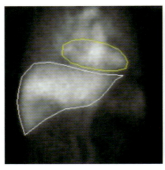
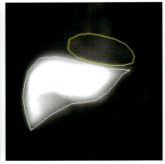

図 4 心臓部と肝臓部の ROI の設定位置
a　血流相の加算画像で心臓 ROI の設定
b　機能相の加算画像で肝臓 ROI を設定

Question

HH15，LHL15 と Indocyanine green（ICG）試験にはどのような関係性があるの？

Answer

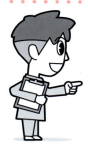

HH15，LHL15 と ICG 試験には高い相関が認められるので，臨床的に解釈しやすい ICG R15 値に換算して利用することもあります[10, 11]。

- ICGR15 = 172.55 − 175 × LHL15
- Liver damage A: ICGR15 = 114 − 108 × LHL15
  Liver damage B: ICGR15 = − 41+103 × HH15

■ その他の定量指標

肝受容体シンチグラフィの定量指標は施設独自の方法で算出されていることが多い。下記にその一例を示す。どの指標が最も優れているかという研究はなく，標準化に向けた取り組みが今後の課題である。

・Index of convexity（IOC）

ダイナミック収集を 30 分間行い，肝臓部にのみ ROI を設定し，その TAC から図 5 に示す式により算出する。IOC は TAC の凸の形状に着目した指標であり，DE に対する DF の長さで定義される（図 5）。肝機能が良いと DF が大きくなるため IOC は 1 に近い値を示し，肝機能が悪いと DF が小さくなるため IOC は 0 に近い値を示す。IOC は心臓部に ROI を設定する必要がなく，HH15 と LHL15 よりも ICG R15 との相関関係が高いと報告されている[12]。

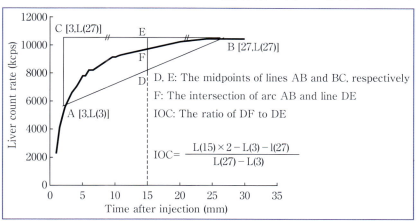

図 5　Index of convexity（IOC）の算出方法

・パトラックプロット法

　肝細胞に取り込まれた ^{99m}Tc-GSA の代謝排泄が無視できると仮定する。L（T）を測定時間（t）における肝臓放射能濃度とし，H（t）を測定時間（t）における心臓放射能濃度とし，心臓から肝臓への流入速度定数（^{99m}Tc-GSA の肝クリアランス）を Kup，肝細胞と結合していない肝内 ^{99m}Tc-GSA 容量を Vhp とすると，次の関係式が成立する。

$$\cdot L(t)/H(t) = Kup \cdot \int_0^t H(t)dT/H(t) + Vhp$$

　Vhp は心臓部の ROI を単位とする肝内血液量に相当すると考えられ，Kup を求めることで，平均肝受容体摂取量の指標を得ることができる[13]。

・LUV，FLI

　Liver Uptake Value（LUV）はダイナミック収集後の SPECT 画像から三次元定量的に肝集積率を算出し，体表面積で正規化した指標である[14]。Functional Liver Index（FLI）は肝の単位体積あたりの集積率である。肝体積は CT 画像からワークステーションを用いて算出する。

　・LUV＝肝の放射能／（投与したシリンジ内の放射能／体表面積）
　・FLI＝（（肝の放射能－肝内血漿中の放射能））／（投与したシリンジ内の放射能／肝体積）

■ 残肝予備能測定

　切除肝と残肝の SPECT カウントの割合は SPECT 再構成断面に対して肝切除予定ラインを設定することにより算出することができる（図6，7）。近年の解析ソフトは，CT 画像をリファレンスとして切除領域に ROI を設定し，その ROI を SPECT 画像に反映することができる。シミュレーションを行う前に SPECT 画像の最適閾値を事前にファントム実験から求める必要がある。

　CT の手術支援の項目にも記載があるが，最新の肝切除シミュレーションを行うことができる 3D ワークステーションは，CT 画像と SPECT 画像を融合させ，CT 画像上において担癌門脈枝を指定することにより任意の区域の体積や SPECT カウントを算出することができる（図8）。

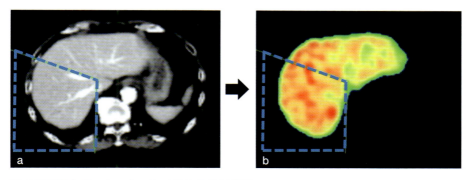

図6 肝切除シミュレーションソフトのROI設定
a　CT画像上の切除ライン
b　SPECT画像上の切除ライン

CT画像上で設定したROIをSPECT画像上の同じ位置にコピーすることができる。肝静脈が描出されている造影CT画像を用いると切除ラインの設定が容易である。MRI画像を用いてシミュレーションを行うこともでき，その際は肝静脈の観察がしやすい肝細胞相を用いるとよい。

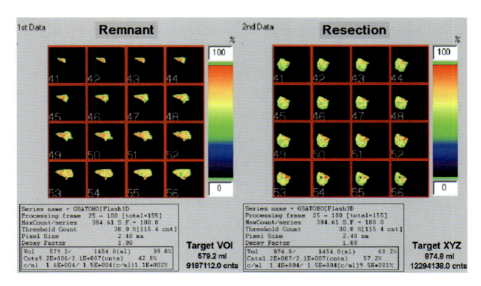

図7　肝切除シミュレーションソフトの解析結果画面
切除肝と残肝の体積，SPECTカウントおよびその比率を評価することができる。

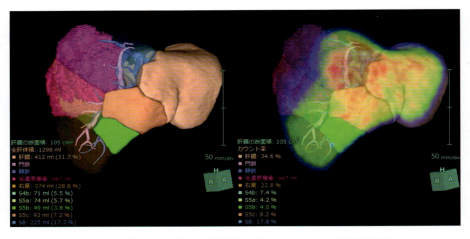

図8 3D ワークステーションを用いた肝切除シミュレーションの解析画面
任意の門脈の支配領域を描出することができ，体積や SPECT カウントの割合を評価することができる。

> **ステップアップ**
>
>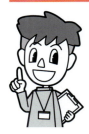
> 残肝予備能測定の際に，解剖，区域分類，肝切除の方法の知識は必須であるためそれぞれ専門書で学んでいただきたい。また，肝予備能に関する知識として Child-Pugh 分類やインドシアニン・グリーン（ICG）試験について知っておくとよいでしょう。

　ICG 試験は肝臓の解毒作用を応用し，異物に相当する色素である ICG を体内に注入し，一定の時間ごとに採血して血中残留度を測定し，肝臓の機能を測定する。

　Child-Pugh 分類は肝障害度を示す指標である（**表1**）。各項目の点数を合計し，5〜6点がA，7〜9点がB，10〜15点はCと分類する。Cは非代償性の肝機能障害であり，肝切除が不可能な状態である。

　ICG 試験，Child-Pugh 分類ともに肝臓全体の予備能を評価する方法である。

表 1 Child-pugh 分類

	1 点	2 点	3 点
脳症	ない	軽度	ときどき昏睡
腹水	ない	少量	中等量
血清ビリルビン値 (mg/dL)	2.0 未満	2.0 〜 3.0	3.0 超
血清アルブミン値（g/dL）	3.5 超	2.8 〜 3.5	2.8 未満
プロトロンビン活性値（%）	70 超	40 〜 70	40 未満

Question

ICG 試験と肝受容体シンチグラフィにはどのような違いがありますか？

Answer

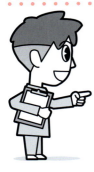

ICG 試験は，血中ビリルビン値に影響を受け測定値が変化します。しかし，肝受容体シンチグラフィは血中ビリルビン値に影響されないため，黄疸を呈する高ビリルビン血症の状態においても検査可能です[1]。なお，ICG 試験と肝受容体シンチグラフィは，相互に影響を及ぼさないので同日に実施することが可能です。

Question

残肝予備能はどのように計算したらいいの？

Answer

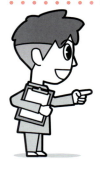

解析ソフトを用いて全体の肝臓 SPECT カウントに対する残肝 SPECT カウントの割合（残肝率）を計算します。残肝率と静注 15 分後における心臓と肝臓のカウントから以下の式により残肝推定 LHL を計算します。

残肝推定 LHL＝（L（15）×残肝率）/（H（15）＋L（15）×残肝率）

残肝推定 LHL と各施設の切除基準に従い肝切除を行うかどうか決定する必要があります。

2．代表的な疾患

正常例

本症例の患者は 60 歳代男性であり，検査目的は胆嚢癌における肝切除術前の肝予備能を評価することである。血液データにおける肝機能は正常値であった。RI 静注後から肝集積は指数関数的に増加し，HH15 は 0.592，LHL15 は 0.936 を示した（図 9）。SPECT/CT 融合画像において GSA の肝集積は均一である（図 10）。

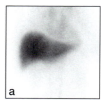
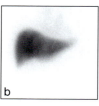
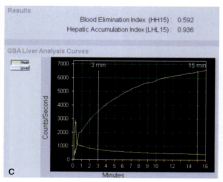

a　プラナー画像（5 分後）
b　プラナー画像（15 分後）
c　時間放射能曲線と解析結果

図 9　正常例におけるプラナー画像と時間放射能曲線

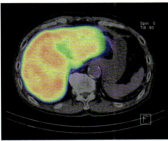
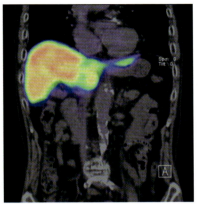
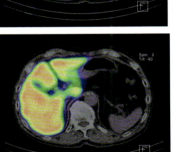

図10　正常例における SPECT/CT 融合画像

肝機能低下例

　本症例の患者は70歳代男性であり，検査目的は肝硬変における肝予備能を評価することである。RI静注後からの肝集積は緩徐であり，HH15は0.640，LHL15は0.801を示した（**図11**）。15分後のプラナー画像において，肝左葉が腫大し，心臓の集積が残存していることが確認できる。

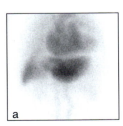
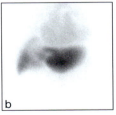
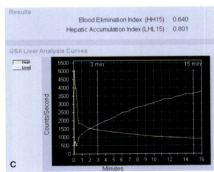

a　プラナー画像（5分後）
b　プラナー画像（15分後）
c　時間放射能曲線と解析結果

図11　肝機能低下例におけるプラナー画像と時間放射能曲線

肝細胞癌

本症例の患者は70歳代男性であり，検査目的は肝細胞癌における肝右葉切除後の残肝予備能を評価することである．プラナー画像とSPECT/CT融合画像にて肝右葉に集積低下が認められ，門脈浸潤もあるため^{99m}Tc-GSAの集積は不均一である（図12，13）．肝静脈相のCT画像を用いて肝右葉切除を想定した切除ライン（図14）をSPECT画像に設定すると残肝カウント率は43.1%であったため，残肝推定LHLは0.934と算出された（図15）．

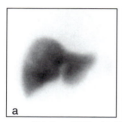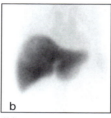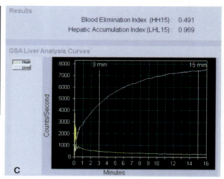

a　プラナー画像（5分後）
b　プラナー画像（15分後）
c　時間放射能曲線と解析結果

図12　肝細胞癌の症例におけるプラナー画像と時間放射能曲線
静注15分後における心臓カウント：237（CPS）
静注15分後における肝臓カウント：7787（CPS）

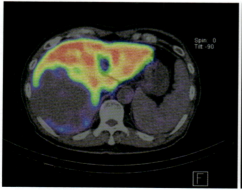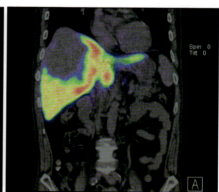

図13　肝細胞癌の症例におけるSPECT/CT融合画像

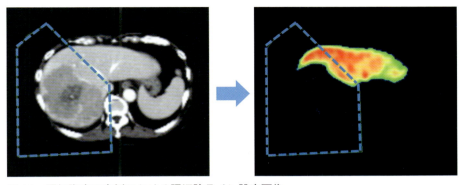

図14 肝細胞癌の症例における肝切除ライン設定画像

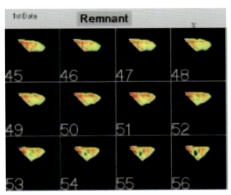
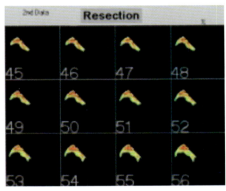

・残肝体積：478.5 ml（40.8%）
・残肝カウント率：43.1%

・切除肝体積：695.6 ml（59.2%）
・切除カウント率：56.9%

$$残肝推定\ LHL = \frac{L15}{(H15+L15)} = \frac{(7787 \times 0.431)}{(237+7787 \times 0.431)} = 0.934$$

図15 肝細胞癌の症例における肝切除シミュレーション画像

Question

肝受容体シンチで禁食してこなかった場合は？

Answer

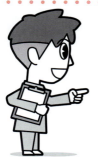

　食事により肝血流量が変化するので，算出される結果に影響を及ぼす可能性があります。検査を行うかどうかは最終的に主治医の判断になりますが，購入した放射性医薬品の取り扱いの問題もあるので，どのような対応をとるか各施設であらかじめ決めておく必要があります。

Question

肝臓の PET 検査はないのですか？

Answer

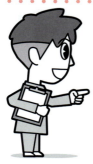

　近年，^{99m}Tc-GSA に類似した PET 検査用の薬剤である ^{68}Ga-GSA が開発されました[2]。PET 検査は動態解析や定量性に優れているため，今後の発展が期待されています。

2 肝脾シンチグラフィ

1. 撮像法

■ 使用放射性医薬品と集積機序

使用する放射性医薬品は、^{99m}Tc-フィチン酸もしくは^{99m}Tc-スズコロイドで、いずれも血中でコロイドを形成することで、肝臓内にあるKupffer細胞の貪食作用により集積する。そのため肝コロイドシンチグラフィとも呼ばれる。

■ 臨床適用

肝脾シンチグラフィの検査目的には以下のようなものがある。
- 肝炎(急性、慢性)、
- 肝硬変
- 肝腫瘍

■ 前処置および投与方法

前処置として、食事の摂取により肝血流量が変化するので検査前4〜6時間程度は禁食とするのが望ましい。また、検者の衣服で収集画像のアーチファクトの要因になるもの(例えば、金属製のボタンやベルトなど、SPECT/CTの場合にはブラジャーなど)は外していただく。また、放射性医薬品による衣服の汚染を防ぐために検査衣に更衣していただくのが望ましい

^{99m}Tc-フィチン酸が主に用いられており、成人では111〜185 MBqを静注する。小児では小児核医学検査適正施行のコンセンサスガイドラインを参考に投与量を決定する。

■ 使用機器および収集方法

シンチレーションカメラもしくはSPECT/CT装置で静注15〜30分後か

らプラナー収集およびSPECT収集を行う。なお，一般的にコリメータはLEHRまたはLEGPを使用する。

プラナー収集

プラナー画像は，肝臓を中心とした正面像，背面像，および右側面像を得ることが一般的である。

プラナー収集条件		
エネルギーウィンドウ	マトリクスサイズ	収集時間
140 keV (15〜20%)	512×512	5 min/方向

SPECT収集

SPECT撮像は両手を挙上した状態で撮像し，収集時間は15〜20分程度に設定する。

SPECT収集条件			
エネルギーウィンドウ	マトリクスサイズ	収集角度	収集ステップ数
140 keV (15〜20%)	128×128	360°	60

■ 画像再構成法

肝脾シンチのSPECT画像再構成法は，肝受容体シンチのSPECT画像と同様にCT減弱補正を用いたOSEM法が推奨されるが，Filtered Back projection (FBP) 法でもよい。一般的な画像再構成条件を示す。

SPECTの画像再構成条件 (OSEM)				
更新回数	平滑化フィルタ	減弱補正	散乱線補正	位置分解能補正
100程度	Gaussian または Butterworth	あり	あり	あり

SPECTの画像再構成条件 (FBP)				
前処理フィルタ	カットオフ周波数	減弱補正	散乱線補正	位置分解能補正
Butterworth	0.5 cycles/cm	なし	なし	なし

2. 代表的な疾患

　正常症例では，肝臓全体に均一な分布をし，わずかに脾臓も描出される。しかしながら，肝硬変などで肝機能が低下すると，脾臓や骨髄の描出が顕著になり，Flying bat pattern といわれる特徴的な画像となる（図16）。また，稀ではあるが副脾を検索する際にも有効であり，その際の使用薬剤は粒子径の大きさから ^{99m}Tc-フィチン酸より ^{99m}Tc-スズコロイドのほうが適している。

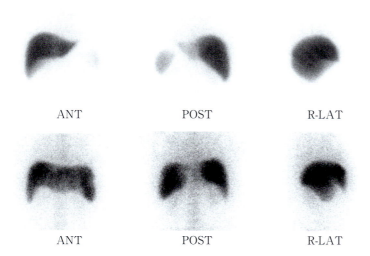

図16　肝脾シンチグラフィの臨床画像
上段：正常症例，下段：肝硬変症例（Flying bat pattern）

③ 肝胆道シンチグラフィ

1．撮像法

■ 使用放射性医薬品と集積機序

　使用する放射性医薬品は ^{99m}Tc-PMT である．肝細胞の胆汁中への色素排泄能を利用しており，血中から肝細胞に摂取され，肝内胆管，胆嚢，総胆管を経て十二指腸に排泄される過程を経時的に描出することが可能である．

■ 臨床適用

・胆汁うっ滞や胆汁漏出の確認
・胆道消化管再建術後の胆汁の流れの確認
・先天性胆道閉鎖症と乳児肝炎の鑑別
・総胆管嚢腫，肝内結石症の診断

■ 前処置および投与方法

　胆道閉鎖症の診断を目的とした腸管排泄能を評価する場合，食事制限は不要である．ヘパトグラム解析や胆嚢収縮能を評価する場合は検査前 4 ～ 6 時間程度は禁食とするのが望ましい．また，検者の衣服で収集画像のアーチファクトの要因になるもの（例えば，金属製のボタンやベルトなど，SPECT/CT の場合にはブラジャーなど）は外していただく．

　投与量は，成人では 185 MBq 全量をボーラス投与する．小児では小児核医学検査適正施行のコンセンサスガイドラインを参考に投与量を決定する．

■ 使用機器および収集方法

・使用装置：シンチレーションカメラ，SPECT/CT 装置
・コリメータ：LEHR または LEGP

プラナー収集

カメラの視野内に心臓から肝臓までが入る位置にポジショニングする（おおよそ胸鎖関節から腸骨陵まで）。静注 5, 10, 15, 30, 45, 60 分にプラナー収集を行う。胆嚢排泄が認められない場合など必要に応じて，2, 3, 6 時間後に追加撮像を行う。排泄がなければ 24 時間後も撮像する。

プラナー収集条件

エネルギーウィンドウ	マトリクスサイズ	収集時間
140 keV (15～20%)	256 × 256	2 min 程度

ダイナミック収集

プラナー収集に比べ情報量が多いため，ダイナミック収集が行われる場合もある。

プラナー収集と同じポジショニングで，静注と同時に収集を開始する。

胆嚢収縮能を検査する場合，90 分間のダイナミック収集とし，収集開始 60 分後に胆嚢収縮剤（卵黄や脂肪食など）を摂取する。

プラナー収集条件

エネルギーウィンドウ	マトリクスサイズ	収集時間
140 keV (15～20%)	128 × 128	1 min/frame × 60 min

2. 代表的な疾患

正常例

　静注後速やかに肝細胞に取り込まれ，肝細胞を介して毛細血管，総胆管そして十二指腸に排泄される。約5分で心プール像が認められなくなり，5〜20分後に肝内胆管や肝外胆管が描出される。腸管への排出は，静注後約30分以内に認められる。胆囊は早い場合だと静注後5分から描出されるが，30分以内が一般的である（図17）。

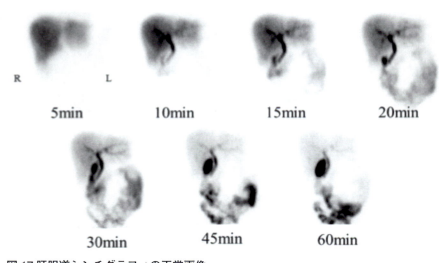

図17 肝胆道シンチグラフィの正常画像
超実践マニュアル核医学．医療科学社：2016．より引用

図 18　胆道閉鎖症における手術前の画像
左から RI 投与 10 分，30 分，60 分後

図 19　胆道閉鎖症における手術後の画像
左から RI 投与 10 分，30 分，60 分後

II 撮像技術

4 超音波

超音波検査の前に

■ 使用するプローブ

　腹部検査で一般的に使用される 2.5MHz 程度のコンベックスプローブを用いて，胆嚢・胆道・膵臓を観察する。乳幼児や小児，体厚の薄い被験者では周波数の高いコンベックスプローブやリニアプローブを用いることで分解能の良い画像を得ることができ，より詳細な評価が可能になる。

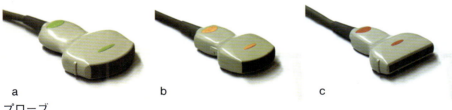

a　　　　　　　　　　　　b　　　　　　　　　　　　c

プローブ
a　コンベックスプローブ：中心周波数 3.5MHz
b　コンベックスプローブ：中心周波数 6MHz
c　リニアプローブ：中心周波数 8MHz
　周波数が低いほど深部が観察できるため，広い範囲の観察が可能で周囲組織との関係性を把握しやすい。周波数が高いほど分解能が良く詳細な評価が可能な画像が得られるが，観察可能な深さに制限がある。

1 肝臓

1. 観察の注意点

　肝臓は腹部領域のなかで最も大きな実質臓器であり，1画面の中に肝全体が描出できない。また，肺や腸管のガス像，肋骨などの影響で死角となる部分が生じるため，肝臓の超音波検査を行う上で，この死角を意識した観察を心掛ける必要がある。

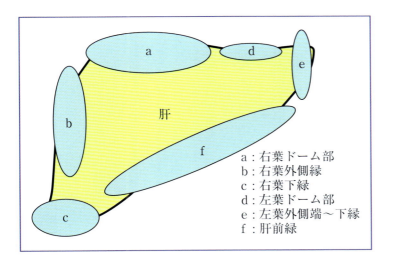

a：右葉ドーム部
b：右葉外側縁
c：右葉下縁
d：左葉ドーム部
e：左葉外側端〜下縁
f：肝前縁

　超音波検査による肝の観察では常に見落としやすい部位（a〜f）を認識した上で走査を行う必要がある。特に肝右葉の頭側（S8：a）はドーム部とも呼ばれ，描出も容易ではなく，最も死角となりやすい。また右葉外側縁（S6：c）も同様である。これらを観察するには肋骨弓下からのみでなく，肋間走査や体位変換（左側臥位など）および呼吸の調整など，あらゆる手段を駆使しながら検査を行う必要がある。

2．画像条件

　肝実質の微妙な変化を観察するには画像条件の設定にも注意が必要となる。筆者の施設では，ダイナミックレンジを 55 ～ 60dB の設定としている。ただし同じダイナミックレンジの数値に設定しても，各機種によって特性が異なるため，機種ごとの調整が必要であり，併せてモニタ輝度の調整も行う必要がある。また，最近の機械ではコンパウンド処理（空間・周波数）が多く用いられ，多方向の信号処理によりスペックルノイズの低減やコントラスト分解能向上などが行われている。しかし，この処理を過剰に設定してしまうと進行した慢性肝炎や初期の肝硬変などでのわずかな肝実質の変化が読み取れなくなるといった弊害が生じるため，その設定には細心の注意が必要である。

3. 観察断面

肝臓を観察するための走査は，下記3点を意識して検査を行う。

- 心窩部縦走査で腹部大動脈長軸断面を描出し，ここを基本に左右の季肋部縦走査を行い端から端まで観察する。
- 心窩部横走査からプローブを右肋骨弓下へ移動しつつ，肝臓の腹部側から背部側へと扇動走査および平行走査を駆使しながら観察する。
- 右肋間走査は必ず複数の肋間から観察する。

以上の走査を肝区域を意識しながら肝臓全体をくまなく観察するわけであるが，横隔膜や肋骨，消化管に囲まれた肝臓は予想以上に観察しにくい場合があり，特に肥満者や肝臓が挙上している例においても注意と工夫が必要である。

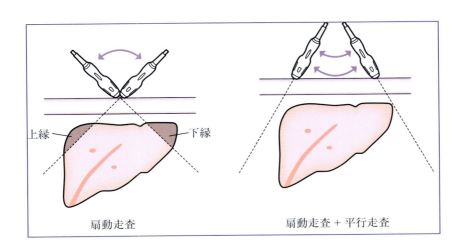

■心窩部縦断走査のポイント

肝左葉の大きさや，肝縁，表面の評価を行う際の基本断面。

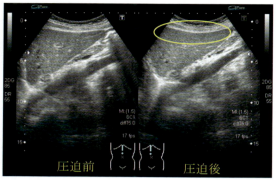

正常例
自己免疫性肝炎（45歳女性）
プローブの形状に併せて肝表面の形状も変化する

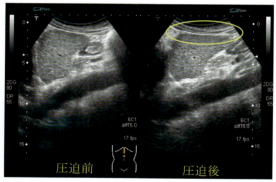

肝硬変例
C型肝硬変（65歳男性）
プローブで圧迫しても肝表面の形状に変化を認めない

　肝左葉の形態，特に表面および下面の凹凸不整や，肝辺縁の鈍化，尾状葉の腫大を観察すると同時に，用手圧迫による肝の変形の程度も確認するとよい。完成された肝硬変ではこの変形が乏しくなる。

■心窩部横断走査のポイント（左肋骨弓下走査の活用）

　この走査方法は痩せていて心窩部の幅が狭く，プローブの両端が心窩部横断走査時に浮いてしまう場合や，左葉の肝縁が左肋骨弓下に張り出している症例で特に有効である。

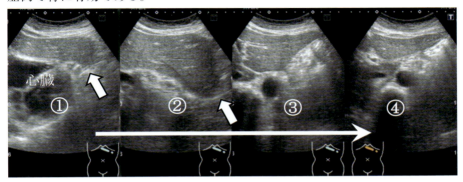

　肝左葉外側の上縁を狙うようにしてプローブを左肋骨弓下に置き，吸気位にてプローブを肝左葉上縁が見えなくなるまで倒した後（①），徐々にプローブを立てていきながら左葉の肝縁を観察する（②）。プローブを起こしたのち，時計方向もしくは反時計方向へわずかに回転走査することで左枝臍部から分枝する左葉外側後区域枝（S2）と左葉外側前区域枝（S3）を末梢までが観察できる（③，④）。特にS2領域は胃の背側に潜り込んでいる例も多く，左葉外側後区域枝の末梢まで観察することで肝縁の見落としを防ぐことが可能となる[1]。

■右肋弓下横断走査のポイント

　画面全体に肝臓が大きく描出される断面ではあるが，特に右葉肝縁が画面から消えないように心がけて観察を行う。①，⑥の画像は筆者の施設における実際の記録断面であるが，特に見落としやすいとされる右葉ドーム直下（S8）（①）から右葉外側縁（S5・S7）（②～④）および右葉下縁，肝前縁（S6）（⑤，⑥）を扇動走査中心に平行走査を組み合わせて観察している。しつこいようだが，肝がみえなくなるまでプローブ走査を行い，モニタ画面から常に目を離さないことが重要となる。

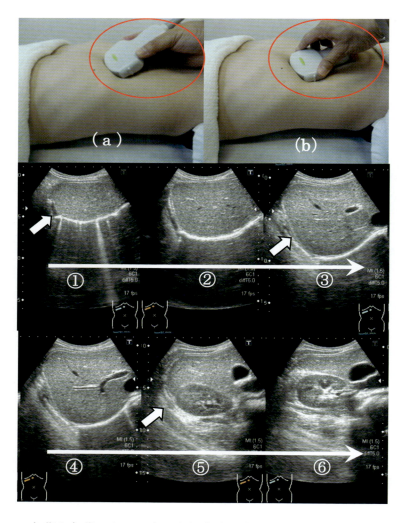

　右葉や左葉のドーム直下を観察する際には，プローブを最も寝かせた状態で観察することとなるが，大多数の人は(a)の持ち方であると思われる。この持ち方でもプローブを浅く持つことでほとんど問題になることはないが，自分の手がプローブと患者さんの間に位置するため，手が邪魔となってプローブを十分に寝かせられないことがある。その際に筆者はプローブを(b)の持ち方に切り替えて，肋骨弓下にプローブを潜り込ませ，えぐるような感覚で肝のドーム直下を観察している[1]。

■右肋間走査

　特に肝が挙上していて肋弓下走査での観察が困難な症例では，肋間走査による観察が重要となってくる。そのため肋間走査のテクニックを身につけることが病変の見落としを防ぐポイントとなる。なお，肋間の幅が狭い症例ではセクタプローブでの観察も有用である。

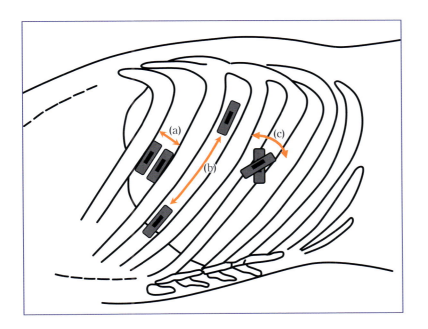

　肋間走査は，肋骨が邪魔をして視野が得られないと考えている人が多いようだが，肋間の幅が広い症例（こういう症例ほど肝が挙上している傾向が強い）においては，ほんの少しではあるがプローブを上下に平行移動するだけで，思いのほか視野は広がる(a)。また，同じ肋間で腹側から背側にかけてプローブをずらしながら肝全体をくまなく走査する(b)。肋間走査で門脈や胆管など細長いものを描出するのは容易ではないが，プローブをある程度回転走査(c)することで描出可能となることも多く，肝区域を判断する際に有効である[1]。

■体位変換の注意点

　肝臓や胆嚢が横隔膜側へ挙上し，肝前面に消化管ガスが覆い被さっているような症例では，仰臥位での肋弓下走査では観察困難なことが多い。そのような場合，左下側臥位にして検査を行うと肝臓が左前下方，つまり腹壁側へ覆い被さるように移動するため観察がしやすくなると，どんな清書にも記載されている。実際にその通りであるのだが，左下側臥位での観察が必ずしも万能というわけではなく，逆に体位変換を行うことで病変が見にくくなる状況が起きる場合もあることを理解しておく必要がある。

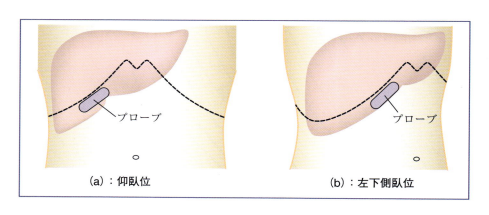

（a）：仰臥位　　　　　　　　　　（b）：左下側臥位

　左下側臥位で観察することで，個人差はあるが（a）から（b）のように肝臓の位置が変化する。プローブを同じ位置に置いた状態では，当然ながら仰臥位で観察した場合とは病変の位置が異なってくる。特に腹壁に近い病変は体位変換により，プローブに近づいてしまい多重反射などの影響で逆にみえにくくなることもある。これらの現象も考慮した上で観察を行う。具体的には仰臥位での観察時と異なり，呼吸も深吸気ではなく少し吸った程度で観察した方がよい場合もある[2]。呼吸の調整は胸式呼吸よりも腹式呼吸が有用なことが多く，患者が腹式呼吸を理解しにくいときは，お腹を膨らますようにして，と指示している。超音波検査における極意の一つとして，患者さんの呼吸を自在に操るテクニック（話術）も身に付けておくとよい。

肝臓における観察ポイント

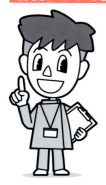

　肝表面や肝縁は心窩部縦断走査で腹部大動脈の長軸断面が描出される断面での肝左葉を観察する。ただし，心窩部に術創があったり，左葉の萎縮が強い例では観察が困難な例もあり，そのような場合には右肋間走査で肝右葉の肝縁や表面像を評価すると良い。健常者では肝表面は平滑，肝縁は鋭角であり，実質エコーは微細な点状エコーが均一に分布している。慢性肝疾患では病状の進行に伴い肝表面が凹凸不整となり，肝縁が鈍化し，実質エコーは粗く不均一となる。

・肝内脈管は通常，門脈と肝静脈の観察が主体となる。肝動脈は他の血管と比べて細いため肝門部の一部でしか描出できない。また肝内胆管も通常では肝門部の一部でしか描出できない。
・肝内に腫瘤性病変を認めた場合は，存在部位，個数，大きさ，形状，腫瘍の内部エコー，血流情報などに注目して観察する。
・疾患によっては肝外の情報が診断に役立つことがあるため，肝内のみならず，肝外病変の有無についても観察を行う必要がある。

肝臓の大きさ	腫大・萎縮
肝の性状	肝表面・肝縁・実質エコー
肝内脈管（胆管）の形状	狭小・拡張・不明瞭化
肝腫瘤の有無	存在部位・個数・大きさ・形状・内部エコー・血流情報
肝外病変の有無	胸水・腹水・脾腫・側副血行路・リンパ節の腫脹

4. びまん性肝疾患の撮像法

■びまん性肝疾患における観察のポイント

・肝サイズ

　肝の計測法としては最も多く用いられている手法と思われる[3]。左葉と右葉に分け大きさを計測する。左葉は，最も大吸気時に腹部大動脈を含む矢状断面像で計測し，右葉は右側胸壁中腋窩線付近での前額面像で計測する。ただし，右葉の計測は肋骨の影響により断面の描出が困難な場合が多く，計測が難しいことが多い。また左葉に関しても，痩せ形の症例では左葉の上下径が正常値を超える例が多くみられる。ただし，そのような場合のほとんどは前後径の厚みがないことが多く，上下径と前後径のバランスを鑑みて評価を行えばよい。

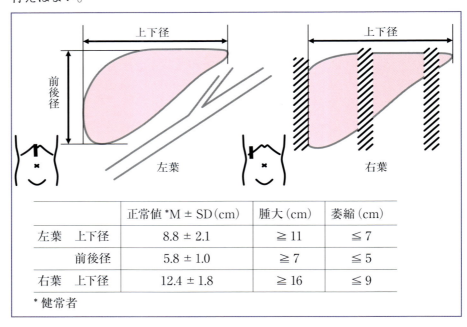

		正常値 *M ± SD (cm)	腫大 (cm)	萎縮 (cm)
左葉	上下径	8.8 ± 2.1	≧ 11	≦ 7
	前後径	5.8 ± 1.0	≧ 7	≦ 5
右葉	上下径	12.4 ± 1.8	≧ 16	≦ 9

＊健常者

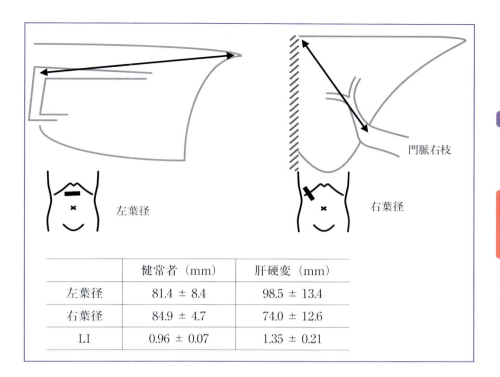

	健常者（mm）	肝硬変（mm）
左葉径	81.4 ± 8.4	98.5 ± 13.4
右葉径	84.9 ± 4.7	74.0 ± 12.6
LI	0.96 ± 0.07	1.35 ± 0.21

　筆者の施設における計測法の1つ[4]。肝左葉径は心窩部横走査で門脈左枝臍静脈部と外側左枝（P3）を同時に描出し，その画面上で臍静脈の中心部より肝の最外側までの距離を計測する。肝右葉径は，右肋間走査により門脈右枝（1次）と前区域枝（2次）が明瞭に，しかも肝が最大に描出される断層像で，門脈右枝が肝下面と交差する点から前区域枝にそって延長した線が肝表面と交差する点までの距離を計測する。

　Liver index（LI）＝左葉径／右葉径とすると，ウィルス性肝疾患の検討のLIは，肝の線維化の進展と有意に正の相関を示す。肝の大きさは身長，体重と関連することがこれまでにも指摘されているが，LIは，身長，体重と相関せず肝病変の進展と高い相関傾向を示す。

・肝縁の評価

　正常例では鋭角に，腫大した肝臓の多くで肝縁の鈍化を認める。心窩部に術創がある例や左葉の萎縮を認める例などでは，併せて右葉の肝縁も評価する。

・肝表面（裏面）の評価

　表面の不整は背景とする肝疾患によって，多少の違い（微細な不整や大きな凹凸像）はあるが，不整が観察された時点で肝硬変への進展を疑う。腹壁直下にある肝表面を観察するコツとして，多重反射の影響を受けやすいことから，あまり圧迫走査を行わずに観察する。高周波プローブによる観察も非常に有用である。また腹側の肝表面だけでなく，肝裏面の不整についても必ず評価を行うようにする。なお，高齢者では accessory fissure によるやや大きめな凹凸像が横隔膜に接して多くみられることがあり，腫瘤や肝硬変的な変化（馬鈴薯肝など）と見誤らないような注意が必要である。

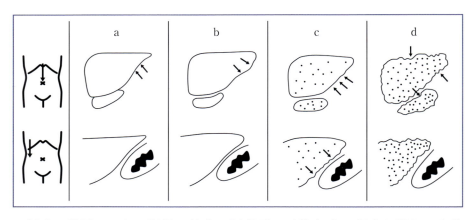

　肝炎の進展につれ，肝縁の鈍化，肝裏面の不整（→）の程度が増し，全体として肝臓は丸みを帯びた形状となる。cでは肝表面よりも裏面に結節形成による不整が目立ち，dでは表面にも半球状の結節形成がみられる。最終的には肝表面に半球状の結節形成や粗大陥凹・変形を伴う肝硬変の像に進展する。組織との対比では，おおよそa. 慢性肝炎（軽度），b. 慢性肝炎（高度），c. 初期肝硬変，d. は完成された肝硬変に相当する[5]。

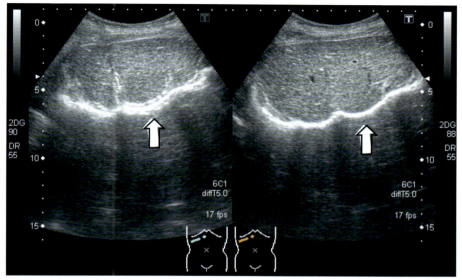

88 歳女性

横隔膜側の肝表面近傍に存在することが多く，fissure 自体や fissure に嵌入した腹膜や横隔膜，腸管などにより腫瘤様に描出されることがあるため，肝腫瘤との鑑別が必要となる。accessory fissure は加齢とともに高頻度に認められる。

・実質エコーレベル，エコーパターン評価

　エコーレベルの上昇（脂肪肝など）や低下（急性肝炎など）およびエコーパターンが均一もしくは粗雑であるかを確認する。よく脂肪肝の有無を観察する際に用いられる肝腎コントラストの観察は，腎が肝の背面に位置するような断面での評価は極力避け，肝と腎がなるべく同じ高さとなる断面で観察を行う。また肝実質の減衰の程度を評価するには，なるべく脈管の長軸像が描出されない断面で深部減衰の有無を評価するとよい。これは脈管が写り込むことによって，減衰の評価が正しくできないこともあるためである。なお肝実質の減衰がみられないのにもかかわらず，肝腎コントラストが陽性を示す場合は必ず脾腎コントラストも観察して比較を行う。脾腎コントラストが陽性の場合は，単純に腎皮質の透過性がよいために肝腎コントラストが偽陽性として観察されているだけであり，安易に脂肪肝と判断してはいけない。この肝腎と脾腎コントラスト記録時の注意点としては，肝腎コントラストを記録したときと同じ条件（GAIN，STCなどを変えない）で比較画像を記録する必要がある。とはいえ，実質エコーの評価に関しては悩むことも多く，これを克服するには多数の症例を経験することで，自らの診断基準を確立する必要がある。

・肝内脈管の評価

　肝静脈や門脈などの静脈系血管は低圧系であり，肝硬変などによる門脈圧亢進に伴い，拡張や狭小化といった口径不同がみられる。このような例では，カラードプラを用いて門脈血流が求肝性もしくは遠肝性なのかを必ず確認する。また肝動脈は肝硬変などにより，門脈血流低下に伴う代償性変化として拡張や蛇行が認められるようになる。

・肝外所見

　脾腫の有無，胆嚢所見（壁の肥厚や内腔の虚脱），門脈側副血行路の有無，総肝動脈および肝門部周囲のリンパ節腫脹の有無，腹水の有無などの所見を確認する。特に門脈側副血行路の観察は，カラードプラを用いることでB-Modeでは発見できないようなわずかな変化まで確認することが可能である。

・肝腎コントラストの観察

　健常人においても肝実質は腎実質に比べ，ややエコーレベルが高いことが多く，肝脂肪化診断の感度は86％と良好であるが，特異度は60％と低いことが報告されている[6]。このため，肝腎コントラストを認めた際には，脂肪沈着をきたさない脾臓とのコントラストを比較する目的として，脾腎コントラストも併せて確認する。肝腎・脾腎コントラストを同等程度に認めた場合は，肝腎コントラストが脂肪化の指標とならなくなる点に注意が必要である。特にアルコール性肝線維症や閉塞性黄疸を伴った肝実質，うっ血肝などでは減衰を伴わない bright liver pattern を呈するため，その診断には脾腎コントラストの有無を確認することが重要となる[7, 8]。

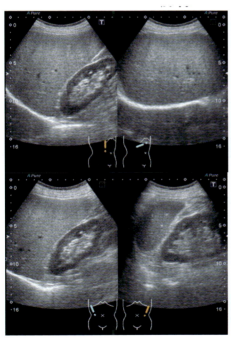

C型慢性肝炎（60歳男性）
肝腎コントラスト陽性
脾腎コントラスト陽性
⇒脂肪肝と判定しない

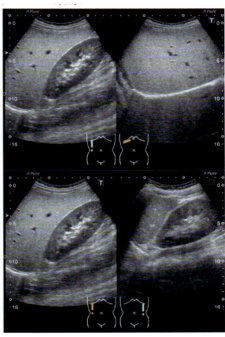

アルコール性肝線維症（30歳女性）
肝腎コントラスト陽性
脾腎コントラスト陰性
⇒減衰のない bright liver

・肝実質像の違い

　急性肝炎では肝内エコー輝度の全体的な減弱がみられるために相対的に門脈壁の輝度が上昇し広範囲に描出される（CL：centrilobular.pattern）。また，夜空に星をちりばめたようにもみえることから"starry sky"とも呼ばれる[9]。慢性肝炎では，ほぼ正常像を呈する例から，粗雑を呈する例まで肝炎の進行程度によって様々である。ただし，B型肝炎由来の進行した慢性肝炎や肝硬変ではメッシュワークパターンと呼ばれる比較的特徴的な実質像を呈する。

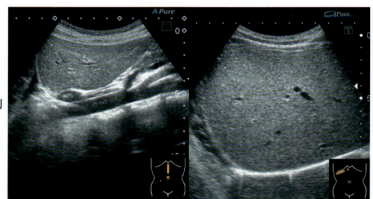

正常例

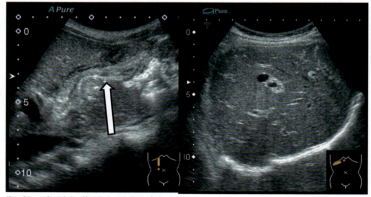

急性肝炎（A型）
50歳代，女性

胆嚢の虚脱と著明な壁肥厚像を認める（⇧）

慢性肝炎（B型）
50歳代，女性

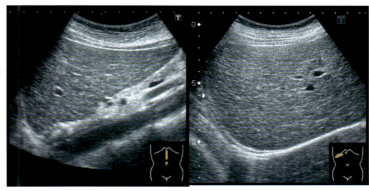

**慢性肝炎〜
肝硬変
（B型）**
メッシュワーク
パターン
60歳代，男性

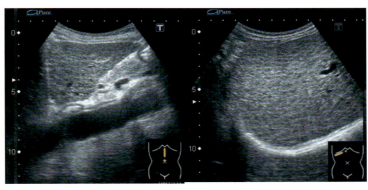

**慢性肝炎〜
肝硬変
（C型）**
60歳代，女性

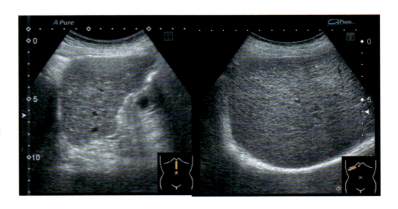

1）脂肪肝

病態

　正常肝はおよそ5％の脂質を含有しており，脂肪酸，中性脂肪，コレステロール，リン脂質などからなる。そのうち中性脂肪は生理的に肝内で合成され3～4％を占める。脂肪肝は，中性脂肪が肝に異常に増量・蓄積した状態であり，組織学的には肝小葉の30％以上の領域にわたって肝細胞に脂肪が蓄積した状態と定義されている。超音波検査による肝内脂肪化の感度は高く，肝細胞内の脂肪滴とそれを取り囲む組織成分との間に大きな音響インピーダンスの差があるため，脂肪化が10％程度であっても肝実質が高エコーとなりうる。

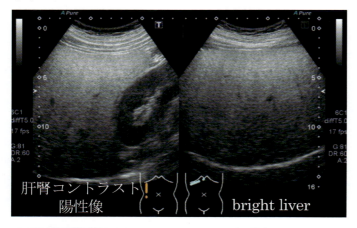

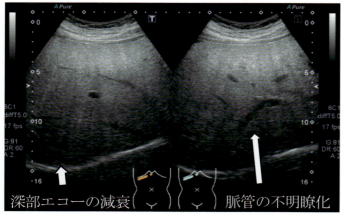

高度脂肪肝
（19歳男性）

超音波像

①高輝度な実質エコー像(bright liver)

肝実質内に存在する多数の脂肪滴により,肝内で超音波の反射や散乱が生じ,肝実質のエコーレベルが上昇する。

②肝内脈管の不明瞭化(vascular blurring)

①の機序により,門脈や肝静脈などの脈管壁や内腔が不鮮明となる。

③肝実質エコーの深部減衰(deep attenuation)

多数の脂肪滴による反射,散乱が肝臓の浅い部分で起こるため,深い部分で超音波が減衰し,深部の像が不明瞭となる。

④肝腎コントラスト(hepato-renal echo contrast)

脂肪滴により輝度の上昇した肝臓(高エコー)が,脂肪化をきたさない腎の皮質(低エコー)に比べ強いコントラストを呈する。

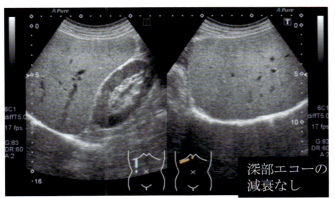

*肝内脈管の不明瞭化と深部エコーの減衰は肝脂肪化50％以上でみられる所見とされている[10]。

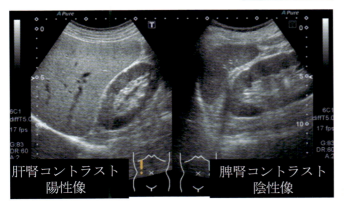

軽度脂肪肝(65歳男性)

脂肪肝における限局性の低エコー域（focal spared area）

　肝の脂肪化はび漫性に起こるが，部分的に脂肪沈着の程度に差がみられ，周囲より脂肪化が少ない領域が区域性あるいは限局性〜巣状の低エコー域として肝内に観察される。好発部位としては胆嚢床近傍が最も多い。要因として，胆嚢床近傍は胆嚢静脈の還流領域であり，周囲より門脈血流が少ないために脂肪沈着が起きにくいのではないか？と考えられている。その他の好発部位としては右胃静脈の異所性還流領域があり，Couinaud（クイノー）の提唱する Parabiliary venous system を介して右胃静脈の血流が流入する門脈左枝横行部腹側（S4）や外側上区域（S2）などでも観察される。また門脈血流の不均衡といった同様な機序では，肝内の動脈門脈短絡（A-P shunt）などにより動脈血の還流領域が肝臓の末梢に向かう楔状の低エコー領域としてみられる。この A-P shunt は，先天性のものから生検などによる医原性のものや，腫瘍（肝細胞癌や shunt を伴う血管腫）などにより生じるため（Peritumoral fat-spared area），脂肪肝で限局性の低エコー域を認めた際にはカラードプラなどで動脈の拡張や門脈の血流シグナルの方向などにも注意する。

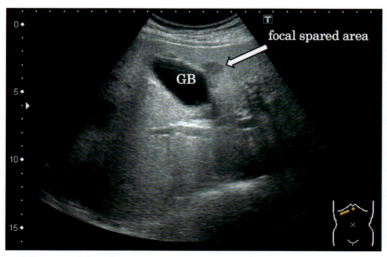

胆嚢静脈の還流領域（70歳 男性）

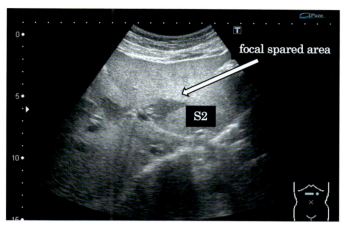

右胃静脈の異所性還流領域（47歳男性）

限局性低脂肪化域（focal spared area）の注意点

　低エコー域を呈するため，肝腫瘤との鑑別が必要になる。好発部位（胆嚢床近傍・門脈左枝横行部腹側など）に存在し，内部のエコーパターンが周囲の肝実質と差がないことや，既存の血管が内部を貫通するような走行をして

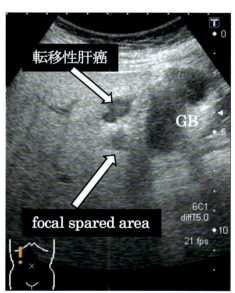

50歳 男性

いれば，腫瘤との鑑別も容易ではあるが，好発部位でなかったり，境界明瞭で類円形であったり，圧排性の変化や後方エコーの変化などが認められるような場合では，安易に focal spared area と判断しないように注意が必要である。また，低エコー域ではなく，逆に限局性の脂肪沈着が高エコー領域（限局性脂肪肝）として認められることもあるので，その際にも同様の点に注意を払い鑑別していく。

2）急性肝炎

病態

　各種肝炎ウイルス（A，B，E 型など）あるいは Epstein-Barr virus（EBV）などのウイルス感染や薬剤およびアルコールなどが原因で起こる。臨床症状としては感冒様症状が先行し，その後に食思不振，嘔気，全身倦怠感，肝酵素の上昇，黄疸などがみられる。その程度は軽症から重症の劇症肝炎（急性肝不全）に至るまで多彩である。なお，アルコール性肝炎は特徴的な疾患であるため別項とし，ここでは一般的なウィルス性や薬剤性の急性肝炎について解説する。

超音波像

①肝実質のエコーレベル低下と脈管壁の輝度上昇

　肝細胞の浮腫性変化に伴い超音波透過性がよくなるため，実質のエコーレベルの低下がみられる。そのため，グリソン鞘内の脈管と肝小葉の音響インピーダンスの差が大きくなり，相対的に脈管壁の反射が強くなり，肝内脈管の末梢枝が多数描出されるようになる（centri-lobular pattern もしくは starry-sky sign とよばれることもある[9]）。ただし，この所見は若年者や痩せ型の症例でもみられることがあり，肝腫大や脾腫の有無，および後述の胆嚢所見と併せて判断する必要がある。

②胆嚢の虚脱と胆嚢壁の肥厚

　肝炎の極期や高度黄疸例で多くみられる所見であり，高度肝細胞障害により肝臓からの胆汁分泌低下や排泄障害により胆嚢の虚脱を認める。また，胆嚢壁の肥厚は，「低アルブミン血症」，「一時的な門脈圧亢進」，「肝炎による炎症の胆嚢への波及」，「胆嚢リンパ流のうっ滞」などが考えられているが，今のところはっきりとした結論は出ていない。なお，胆嚢の虚脱傾向は黄疸の改善により，また壁の肥厚は炎症の改善（トランスアミナーゼの低下）とともに回復を認めることが多く，胆嚢の所見は急性肝炎の診断および経過観察に重要な所見である。なお，検査の際には食事の影響による胆嚢萎縮と誤診しないためにも，食事摂取の有無は必ず確認する必要がある。

③肝腫大，肝縁の鈍化

軽症例では正常像との違いが認められないことも多い。

④軽度の脾腫

頻度は少ないが，EBVの感染によって引き起こされる伝染性単核症（若年者に多い疾患）では比較的多く認められる。なお，脾臓の頭側に肝臓が接している例（痩せ形の女性に多い）では，肝を含めてサイズの計測をしないように注意する。

⑤総肝動脈幹周囲，門脈周囲などの反応性リンパ節腫大

慢性肝炎でもみられる所見とされているが，急性肝炎でも同様に認められることが多い。

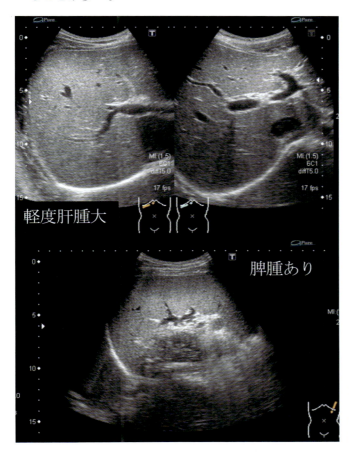

伝染性単核症（18歳男性）
軽度の肝腫大と脾腫を認める。

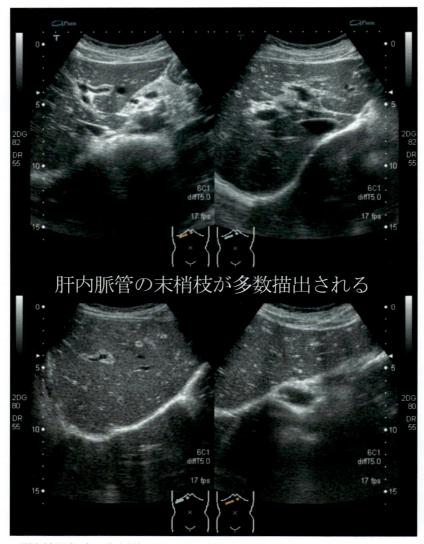

肝内脈管の末梢枝が多数描出される

A 型急性肝炎（54 歳女性）
肝実質のエコーレベル低下に伴う相対的な脈管壁の輝度上昇を認める。

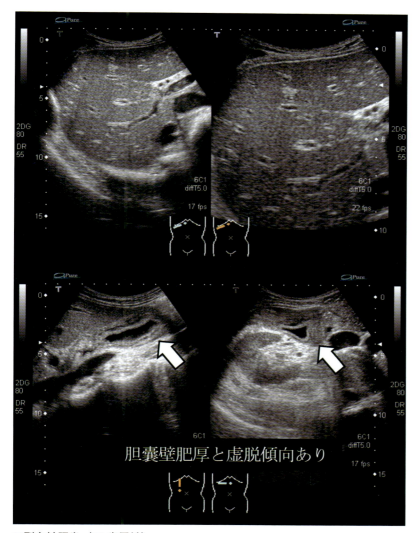

胆嚢壁肥厚と虚脱傾向あり

E型急性肝炎（63歳男性）
肝実質のエコーレベル低下に伴い相対的な脈管壁の輝度上昇を認め，胆嚢壁の肥厚と虚脱傾向を認める。

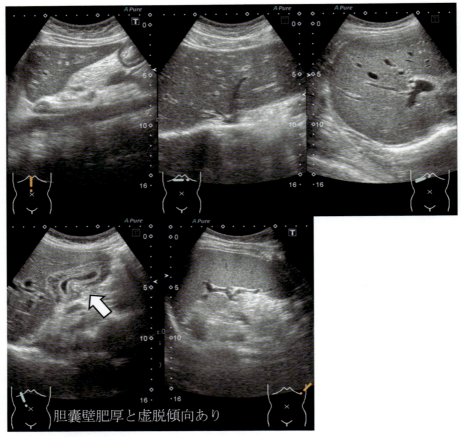

薬剤性急性肝炎（28歳男性）
肝実質のエコーレベル低下に伴い相対的な脈管壁の輝度上昇を認め，胆嚢壁の肥厚と虚脱傾向を認める。また，脾腫も認める。

3）アルコール性急性肝炎

病態

　大量の飲酒による肝障害は，脂肪肝・肝線維症・肝硬変・アルコール性肝炎に大別される。このうち肝硬変と肝線維症はアルコール性肝障害における病変の進展過程を示すもので，アルコール常飲により，健常→アルコール性肝線維症→アルコール性肝硬変へと進展していく。アルコール性の脂肪肝は，完成された肝硬変以外のどの病期にも認められるものであり，アルコール性肝炎とはこれら前述のアルコール性肝障害を持つ患者が，さらに大量の飲酒を1ヵ月ほど続けると発症するとされるアルコール性肝障害の中で最重症の病態をいう。アルコール性肝炎は重症の急性肝炎であり，劇症の経過をたどって死亡する症例も珍しくない。臨床所見としては発熱や圧痛を伴う著明な肝腫大，黄疸，心窩部から右季肋部の動脈性雑音，白血球増多などが挙げられる。

超音波像

・**典型所見**
　①著明な肝腫大
　②減衰のない bright liver
　③門脈枝に伴走する拡張した肝動脈枝
　（pseudo-parallel channel sign：PPCS）

・**その他の所見（急性肝炎と同じ）**
　④腹水と右胸水の貯留
　⑤脾腫
　⑥胆嚢壁の肥厚
　⑦胆嚢の虚脱
　⑧側副血行路の存在

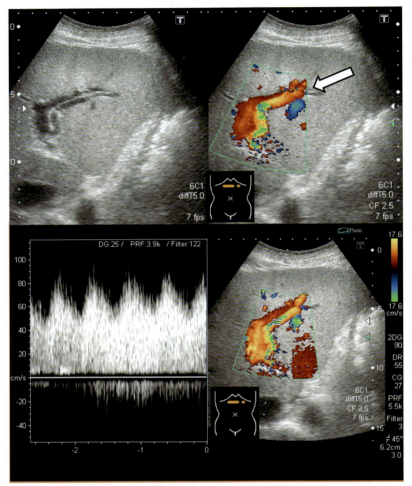

アルコール性肝炎（30歳女性）
門脈枝の伴走する拡張した脈管構造は，閉塞性黄疸症例でみられる拡張胆管（parallel channel sign）ではなく，肝動脈枝である（⇦ pseudo-parallel channel sign: PPCS）。ともに黄疸を呈するため，門脈に並走する脈管構造を認めた場合には，必ずカラードプラによる確認を行う。なお PPCS はアルコール性肝炎に感度，特異度とも高いとされる所見の一つである[11, 12)]。

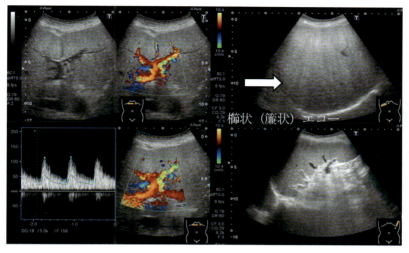

アルコール性肝炎(44歳女性)
①著明な肝腫大
②門脈枝に伴走する拡張した肝動脈枝(PPCS)
③ bright liver(櫛状(簾状)エコーあり)
④脾腫

櫛状エコー(簾状エコー)

　脂肪肝の所見を呈する症例で縦方向に非常に細く筋状に櫛状エコーを認める例がある。この櫛状エコーはもともと肝表面の凹凸だけでなく線維化による影響でも出現するとされている[13)]。また,類似するものとして櫛状エコーより幅の広い縞状の筋状エコー(flag sign)がある[14), 15)]。flag signは肝表面の凹凸によって生じる屈折により発生するものとされており,アルコール性の肝硬変で特徴的とされている。flag signは肝表面の凹凸が比較的大きな例(5mm以上)で生じるものとされているが,櫛状エコーは肝表面の不整がないような脂肪肝症例でも認められる例がある。筆者の施設での検討では,この櫛状エコーは高度脂肪肝やNASH症例で多くみられる傾向があることから,NASHの囲い込みをする上での重要な所見の1つとして簾状エコーと呼んで着目している[16)]。ただしflag signも含め,腹壁から発生するアー

チファクトの櫛状エコーもあるため，呼吸による肝臓の動きを注意深く観察し，櫛状エコーが常に同じ位置（腹壁）から発生していないかどうかを確認し，鑑別する必要がある。

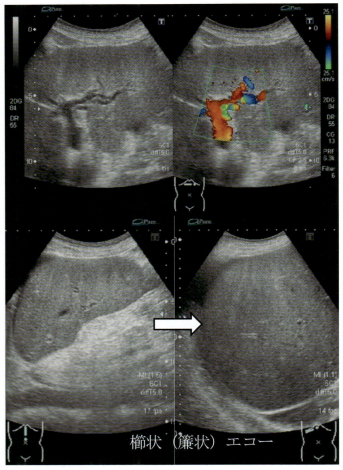

アルコール性肝炎（41歳男性）
①著明な肝腫大
②門脈枝に伴走する拡張した肝動脈枝（PPCS）
③ bright liver（櫛状（簾状）エコーあり）
④胸・腹水

4）慢性肝炎

病態
　慢性肝炎とは「肝臓に6ヶ月以上炎症が持続，あるいは持続していると思われる病態をさし，組織学的には門脈域を中心とする持続性の炎症があり，小円形細胞浸潤と線維の増生による門脈域の拡大が見られる」とされ，トランスアミナーゼの持続的な上昇を呈する慢性の炎症性疾患である。慢性肝炎の原因には肝炎ウイルス（B，C型など），アルコール，自己免疫機序などがある。慢性肝炎の進展度については，現在の超音波診断装置および検査技術では正確な診断は困難であり，組織の病理学的分類により，日常臨床では肝臓の線維化（F）と炎症（A）の状態で分類する新犬山分類がよく用いられている。

超音波像
①肝（左葉）縁の軽度鈍化
⇒慢性の炎症による肝の腫大性変化と，循環末梢である肝縁部の萎縮性変化が合わさり起こると考えられている。罹患期間が短い例や炎症が軽度な例では変化がみられないことも多い。
②肝実質のエコーパターンの粗雑化
⇒軽度の不整を認める。この所見も罹患期間が短い例や炎症が軽度な例では変化がみられないことも多い。
③総肝動脈幹および肝門部周囲のリンパ節腫大
⇒肝炎に伴う反応性のリンパ節腫大の形態は円形ではなく扁平である。特に総肝動脈幹リンパ節（No8）で観察される頻度が高く，心窩部縦走査で動脈を取り巻く勾玉状あるいは「こ」の字状の形態として描出される。ただし，これらのリンパ節腫大は他の炎症性疾患や悪性疾患でも認められることがあるため，その判断には注意を要する。

　＊基本的には肝炎の進行程度でこれらの超音波所見に差が認められる。組織学的変化が軽度の慢性肝炎では，肝臓の形態や実質のエコーパターンに明らかな異常所見を認めないことも多い。慢性肝炎の進行に伴い肝辺縁は鈍化し，肝実質のエコーパターンも粗雑となり，右葉萎縮や左葉の腫大傾向が強まり，徐々に肝硬変像へと変化を認める。また腫大の程度に差はあるが，脾腫を伴っていることも多い。

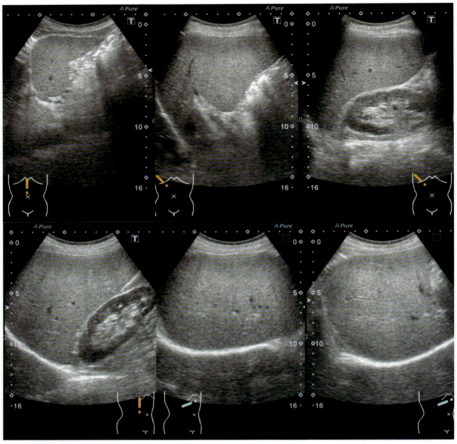

C型慢性肝炎(60歳男性)
①肝(左葉)縁の鈍化
②肝実質のエコーパターンの軽度粗雑化

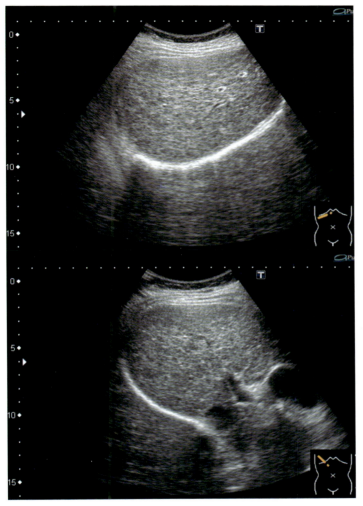

B 型慢性肝炎（55 歳女性）
①肝実質のエコーパターンの粗雑化著明（メッシュワークパターン）

Question

メッシュワークパターン[17]とは？

Answer

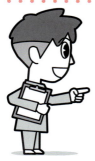

　B型肝炎由来の肝硬変で認められる所見とされてはいるが，進行したB型慢性肝炎でも認められる。肝臓の全体像としては比較的整った形状を呈する反面，C型肝炎による肝硬変に比べ肝の内部エコーは粗く不整で，5～10mm大で大きさのそろった低エコー病変がび漫性，かつ密に存在し，その間に小網目状のエコーが目立つようになる。一方，C型肝炎による肝硬変では，B型に比べ右葉萎縮・左葉腫大，肝辺縁の鈍化，肝表面の粗大凹凸などの変形が目立つ傾向があるものの，実質像ではB型のような際立った不整像を呈する例は少ないとされる。

・自己免疫性肝炎（Autoimmune hepatitis：AIH）

中年以降の女性に好発する原因不明の肝疾患で，その発症進展には遺伝的素因，自己免疫機序が関与することが想定されている。

臨床的には①抗核抗体，抗平滑筋抗体などの自己抗体陽性，②血清 IgG 高値を高率に伴う。発症には急性，慢性のいずれも存在するが，無症候性で何らかの機会で施行された血液検査で AST，ALT の上昇により発見されることがある。急性発症の場合には，①，②の特徴を示さず急激に進展し肝不全へと進行する場合がある。副腎皮質ステロイド投与が極めて良く奏効し，投与により多くの症例では，AST，ALT は速やかに基準値内へと改善するが，治療開始が遅れた場合，有効性は低下する。また少数例ではあるが，副腎皮質ステロイド抵抗性を示すものもある。

診断 [18]

肝炎ウイルスを含むウイルス感染，薬物性肝障害，非アルコール性脂肪肝炎など既知の肝障害の原因を除外することが重要である。

1. 他の原因による肝障害が否定される
2. 抗核抗体陽性あるいは抗平滑筋抗体陽性
3. IgG 高値（＞基準上限値 1.1 倍）
4. 組織学的に interface hepatitis や形質細胞浸潤がみられる
5. 副腎皮質ステロイドが著効する

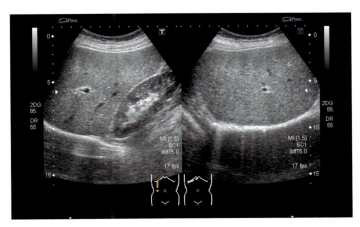

83 歳女性

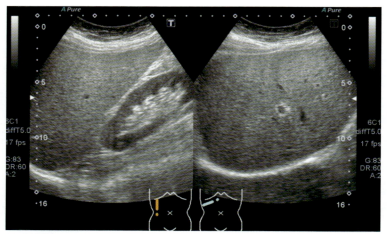

63歳女性

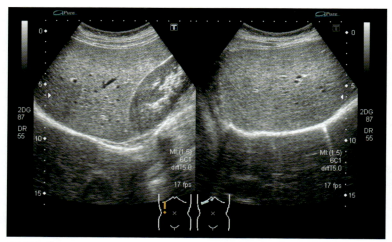

47歳女性

　AIH特有の超音波像としての特徴像はなく，一般的には慢性肝炎の所見と同様ではあるが，臨床的にはまだ肝硬変に至っていない状態にもかかわらず，肝実質の不整が強くみられたりする傾向がある。ただし，これらの画像の違いは炎症の程度や罹患期間によって異なる。

・原発性胆汁性胆管炎（primary biliary cholangitis：PBC）

　旧称は原発性胆汁性肝硬変（primary biliary cirrhosis：PBC）。中年女性に好発するとされ，抗ミトコンドリア抗体（AMA）陽性を特徴とする胆汁うっ滞性の自己免疫性肝疾患である。肝内小型胆管が選択的に障害され，胆管消失により慢性胆汁うっ滞をきたし，緩徐に，また時に急速に進行していく。病因はいまだ解明されていないが，発症リスクと関連する一塩基多型などの遺伝因子，および環境因子が複合した多因子病として捉えられている。

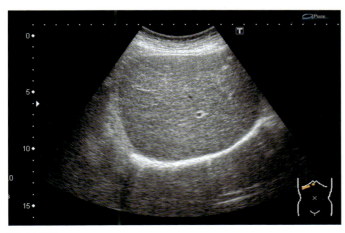

55歳女性

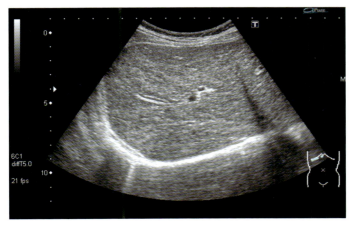

51歳女性

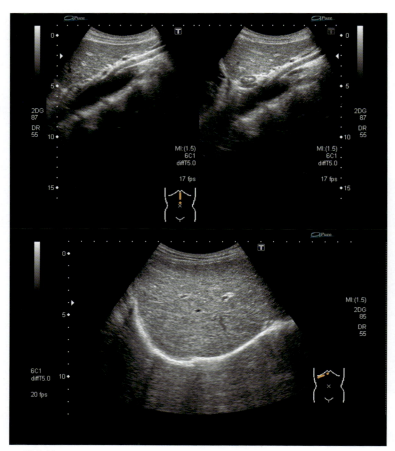

61 歳女性

　AIH と同じく疾患特有の超音波像としての特徴像はないが，ウィルス性の慢性肝炎と比べて，肝表面や辺縁に変化がみられないような病期でも，肝実質の不整が強くみられる傾向がある。

5）肝硬変

病態
　慢性肝炎が進行すると肝臓に再生結節が生じ，線維化が進行するため肝表面に凹凸が起こり，いわゆる肝硬変の像を呈するようになる。肝硬変は様々な原因により肝障害が治癒されず，慢性の経過（炎症・壊死）を辿った末の終末像である。肝硬変の定義は，①肉眼的に結節形成が存在すること，②門脈域相互あるいは中心静脈（ないし肝静脈）間に間質性隔壁が存在すること，③肝小葉構造の改築が存在すること，④びまん性の病変であることとされる。

超音波像
①肝表面の凹凸像

　肝臓は高度の線維化のため全体に丸みを帯び，鈍化を認めるが，肝表面には再生結節を反映して丘状ないし半球状の凹凸がびまん性に観察される。この結節形成を意味する肝表面の不整像は，肝硬変を強く示唆する有力な所見である。この結節形成の有無は，腹壁に面する肝表面より，肝裏面（とくに肝左葉外側区域や肝右葉後区域），尾状葉表面，胆嚢床などで評価しやすいため，これらの部分を確認するとよい。

②肝実質のエコーパターンの粗雑化

　実質の不整が認められる。進行例では肝実質内に5mm前後から大きなものでは1cm弱ほどの低エコー病変が散在性に観察されることがある。これらは再生結節（regenenerative.nodule：RN）や異形結節（dysplastic nodule：DN）もしくは早期の肝細胞癌（HCC）となるが，その鑑別はB-Mode検査のみでは難しく限界がある。そのため肝硬変の症例で腫瘤像を認めた際には，まずHCCを疑って精査とすべきである。

③脾腫

　厚みを伴った脾腫を認める。

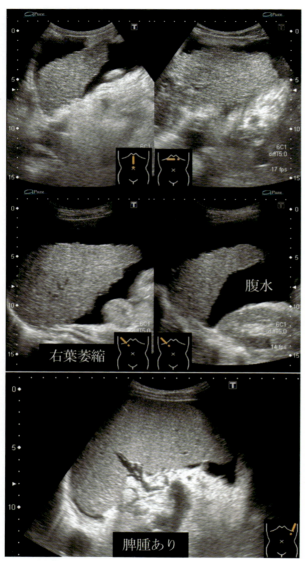

C 型肝硬変（73 歳男性）
①肝（左葉）辺縁の鈍化と表面の不整を認める
②右葉の萎縮あり
③肝実質のエコーパターンの粗雑化
④脾腫を認める
⑤腹水

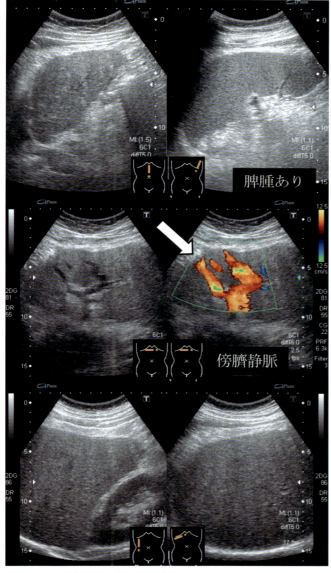

アルコール性肝硬変（57歳男性）
①肝（左葉）辺縁の鈍化と表面の不整を認める
②肝実質のエコーパターンの粗雑化
③側副血行路（傍臍静脈の開存）
④脾腫を認める

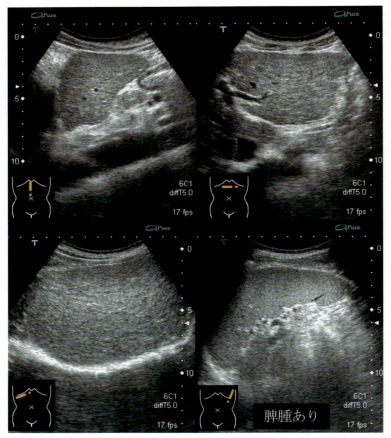

C 型肝硬変（68 歳男性）
①肝（左葉）辺縁の鈍化と表面の不整を認める
②肝実質のエコーパターンの粗雑化
③脾腫を認める

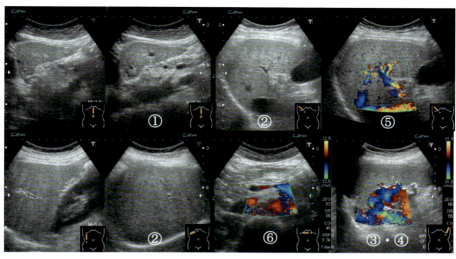

NASH-LC（66歳女性）
①肝（左葉）辺縁の軽度鈍化
②表面の不整を認める（左葉下面で目立つ）②肝実質のエコーパターンの粗雑化
③脾腫を認める
④側副血行路（脾腎短絡路）
⑤門脈血流の逆流（遠肝性血流）
⑥脾静脈の逆流
※⑤・⑥の所見は④の脾腎短絡に門脈血流が流れ込んでいる影響による

Question

NASH とは？

Answer

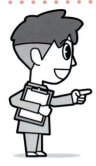

　肝臓の脂肪沈着は可逆性の変化であるが，アルコール飲酒（アルコール摂取量が純エタノール換算で，女性なら20g/日，男性なら30g/日。これは，ビールなら400〜500ml，グラスワイン1杯，日本酒1合程度に相当）がないにもかかわらず脂肪肝にアルコール性肝障害と同様な変化が加わるNASH（non-alcoholic-steatohepatitis；非アルコール性脂肪肝炎）と呼ばれる病態がある。

　NASHはNAFLD（non-alcoholic-fatty liver disease；非アルコール性脂肪性肝疾患）という疾患概念の一部として存在し，NAFLDには肝組織に脂肪沈着のみを認め，炎症・線維化を伴わず，病的意義が少ないと現在考えられている単純性脂肪肝と，アルコール性肝障害と同様に肝組織の脂肪沈着に加えて，肝組織の壊死・炎症や線維化を伴い肝硬変へと進行するNASHが存在する。単純性脂肪肝とNASHを分けうる決定的な因子は明らかになっていないが，アディポサイトカイン，インスリンシグナルの変化，遊離脂肪酸，酸化ストレスなどが病態形成に深く関与することが明らかになってきている。

　わが国においては，現在のところ成人人口の9〜30％がNAFLDを，1〜3％がNASHを合併していると考えられており，NAFLDからの発癌率は0〜0.5％，NASHからの発癌率は0〜2.8％と報告されている[18]。超音波検査では脂肪肝の存在が指摘できるのみで，現時点での最終診断には肝生検による組織学的検査が必要となる。

肝硬変における超音波検査のポイント

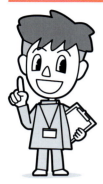

　典型例では肝右葉の萎縮が目立ち，代償性に肝左葉の腫大像が認められる。尾状葉の腫大もしばしばみられる所見である。肝硬変の診断では，肝表面の不整（微細な不整や大きな凹凸像）の有無が重要なポイントとなる。この所見は肝左葉腹側の表面だけでなく背側面（裏面）でも確認する。右葉でも同様の確認を行う。また，アルコール性の肝硬変ではウイルス性に比べ小結節性の偽小葉を形成し，肝表面の凹凸がウイルス性に比べ微細であるため，画面の拡大や高周波プローブを用いて観察を行う。肝硬変では肝実質のエコーパターンも粗雑となり，肝内脈管（肝静脈や肝内門脈の二次分枝以後）は狭小化や口径不同がみられるようになる。肝硬変ではHCCの発生頻度が高くなるため，注意深い観察が必要となるが，肝右葉の萎縮に伴い肝臓と腹壁との間に生じた空間に腸管や大網が入り込み，観察を困難にさせる。このような不良条件においては体位変換や肋間走査を駆使して観察を行う必要がある。脾腫や腹水の所見はいずれも肝硬変の随伴所見として重要ではあるが，肝硬変の約3割で脾腫を伴わないとされており，脾腫の有無だけで判断しないようにする。その他では低アルブミン血症や，門脈圧亢進・リンパ流のうっ滞などによる胆嚢壁の層状（浮腫状）の肥厚，胆嚢拡張，胆石（黒色石が多い），総肝動脈幹周囲のリンパ節腫大などをしばしば認める。

　肝硬変も分類があり代償期，非代償期と分ける場合や，肝機能を加味したChild-Pugh分類などがある。進行した状態である非代償期では肝外の変化として，前述の腹水や胆嚢壁の層状の肥厚（低アルブミン血症

や門脈血流低下による）が，また門脈圧亢進による門脈側副血行路の発達（左胃静脈の拡張，傍臍静脈の再開通，脾腎シャントなど）などの所見が認められる。左胃静脈系の拡張は肝左葉の裏面に近接した拡張蛇行する脈管像として描出され，傍臍静脈の開存は門脈臍部から肝円索を経て，腹壁直下を走行し臍部に至る脈管として描出される。脾腎シャントは脾門部から左腎門部に連なる血管として描出される。このような門脈圧亢進症例では門脈系血流の逆流を来す場合があり，必ずカラードプラ検査にて肝内門脈本幹や脾静脈の血流方向をチェックする。

5. 腫瘍性病変の撮像法

1) 肝血管腫

病態

　肝血管腫は肝に発生する良性腫瘍のなかで最も頻度が高いとされる。内皮細胞で覆われた血管網からなる非上皮性腫瘍でcapillary type（毛細血管性血管腫）とcavernous type（海綿状血管腫）などがあるが，肝臓に見られるほとんどはcavernous typeであり，組織学的には内皮細胞に囲まれた血管腔から形成され，大小さまざまな腔に血液を貯留している。ほとんどが無症状であり，経過観察されることが多いが，大きなもの（5cm以上）では周辺臓器への圧迫症状が出現することがあり，腫瘍の破裂や腫瘍内出血をきたすこともあるため注意を要する。また壊死や線維化，石灰化などの変性を伴うことがあり，変性が高度になると硬化型血管腫となり，他の腫瘍との鑑別が困難となる場合がある。

超音波像

・一般的な所見

①形状

　小さなものでは類円形が多く，大きなものでは不整形を呈することが多い。肝細胞癌に比べ膨張性に乏しい。

②境界・輪郭

　明瞭，細かな凹凸不整あり。

③腫瘍辺縁

　辺縁高エコー帯（marginal strong echo）を認めることがある（混在型・低エコー型に多く認める）。

④腫瘍内部

　高エコー型・混在型・低エコー型に分けられる。小さなもの（2cm以下）

は高エコー型が多く，2cmを超えると混在エコー型の頻度が高くなる。

・その他の特徴的な所見

⑤腫瘍の内部エコーは，経時的（wax and wane sign）あるいは体位変換（chameleon sign）や圧迫（disappearing sign）により内部エコーが変化する。

血管腫の血洞の拡張と収縮が血液のpoolingする量により変化するため，血洞の拡張により反射源としてエコーレベルは上昇するが，血洞が閉じたときは反射源がなくなり，低エコーになると考えられている。

⑥リアルタイム観察で腫瘍内にスペックルの揺らぎが観察されることもある（fluttering sign，ミミズサイン）。広い血洞腔内の血球が揺らいでいる事象を観察しているものと推測されている。

⑦30〜40％は多発性にみられるため，転移性腫瘍との鑑別も重要となる。

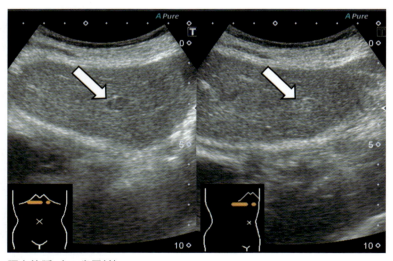

肝血管腫（79歳男性）
体位変換により内部エコーの変化が認められる（chameleon sign）

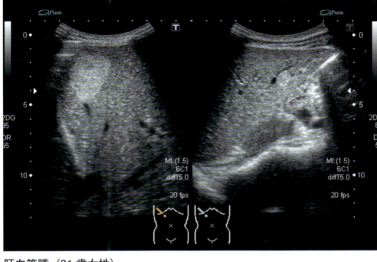

肝血管腫(31歳女性)
高エコー型

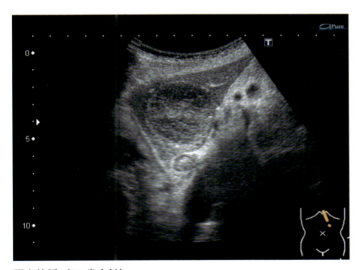

肝血管腫(67歳女性)
低エコー型

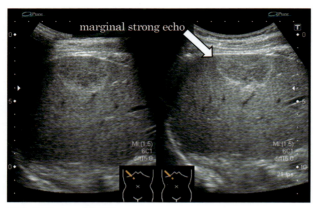

肝血管腫（45 歳男性）
混在型

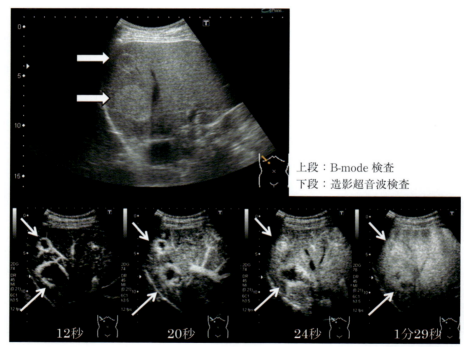

上段：B-mode 検査
下段：造影超音波検査

肝血管腫（58 歳男性）
上段の B-Mode 画像では，血管腫を 2 個認めている。下段の造影超音波検査では，いずれの血管腫も辺縁から中央に向かって徐々に濃染され始め，辺縁が点状もしくは斑状に濃染される。24 秒で小さな方が，約 1 分半ほどで大きな方も腫瘤全体が濃染されている。

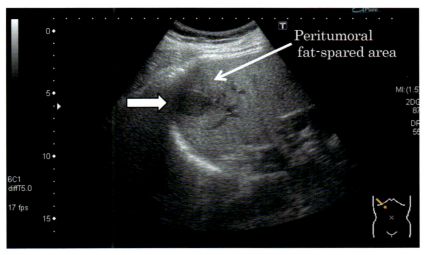

脂肪肝を背景とする血管腫（Peritumoral fat-spared area）
（81歳女性）

血管腫の注意点

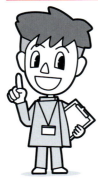

　脂肪肝を伴う例では bright liver により高エコーを呈する血管腫であっても低エコー腫瘤として認められるため，血管腫が focal spared area の好発部位（胆囊周囲）に存在する場合には鑑別が困難となる。

　また，肝細胞癌でも辺縁に高エコー帯を有する例（bright loop pattern）が存在する。慢性肝炎を背景とした症例で腫瘤を認めた場合には，例え均一な高エコー腫瘤であっても，安易に血管腫と診断せずに精査とすべきである。

2）肝細胞癌

病態
　肝臓に原発する悪性腫瘍（原発性肝癌）の頻度として，肝細胞由来の肝細胞癌が約90％，胆管上皮細胞由来の胆管細胞癌（肝内胆管癌）が5％前後とされている。肝細胞癌は肝細胞に似た細胞からなる上皮性悪性腫瘍であり，主に肝炎による慢性肝障害から発生する。ウイルス性肝炎（B型：10％・C型：80％）の関与がほとんどであるが，最近ではアルコール性肝障害，非アルコール性脂肪肝炎（NASH）を背景とした発症例も増えてきている。したがって超音波検査による定期的スクリーニングが重要となってくる。

　肉眼分類では，小結節境界不明瞭型，単純結節型，単純結節周囲増殖型，多結節癒合型，浸潤型の5型に分けられ，組織学的分化度では，高分化，中分化，低分化の3段階に分け，さらに未分化癌に区別される。

超音波像
①形状

　類円形。

②境界・輪郭

　明瞭（小さな腫瘍や多結節癒合型では不明瞭な例が多い）。

③辺縁

　低エコー帯（halo），blight loop pattern

　　haloは線維性被膜を反映しており，2cmを超える例で多くみられる。

　　bright loop patternは脂肪化を伴った高分化型肝細胞癌の中心部に脂肪化を伴わない中〜低分化型肝細胞癌が発育することにより生じる。

③腫瘍内部

　mosaic pattern（nodule in nodule）

　肝細胞癌の多段階発育の病理学的な特徴をよく反映している。

④その他

・外側陰影（lateral shadow）

・後方エコーの軽度増強

・肝表面への突出像（hump sign）

　HCC破裂による腹腔内出血をきたす危険性がある。

・門脈腫瘍栓（portal vein tumor thrombus：PVTT）の合併

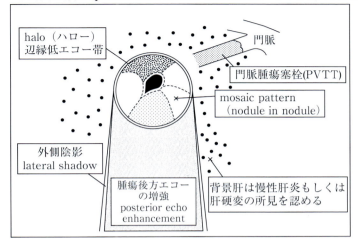

HCCの超音波像[20]

肝細胞癌におけるドプラ検査の見方

　早期肝細胞癌では腫瘍内血流の検出が困難なことが多いが、門脈血流が残っているため定常性血流の流入像が認められる場合がある。検出される定常性血流は2～4cm/secと低速なことが多い。進行型肝細胞癌となるにしたがって豊富な拍動性血流が検出され、パルスドプラによるFFT解析で動脈性拍動が捉えられるようになる。なお、高分化型肝細胞癌と異型結節との鑑別はドプラ法だけでは困難であり、造影超音波検査を行う必要がある。

腫瘍径による違い

　肝細胞癌の発育形式は膨張性・圧排性の増殖が基本であり、癌に接する非癌部の肝組織が虚脱して線維が集まり、腫瘍を取り囲むように非癌組織由来の線維性被膜が形成される。これがhaloとなって観察される。また、mosaic patternも多段階発育の過程を表しているとされ、これらの代表的な所見は腫瘍のサイズが大きいほど確認される。日本超音波医学会による肝腫瘤の超音波診断基準[21]でも腫瘍径2cmで所見の見方が分けられており、慢性肝疾患や肝硬変症例で肝内に2cm以下の腫瘤を認めた場合には、慎重な経過観察を行い、サイズの増大や内部エコーの変化がみられたら、HCCを疑う。

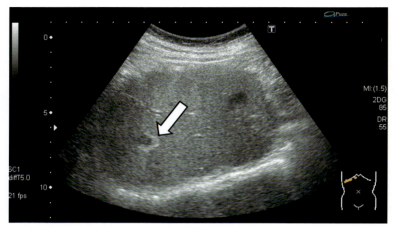

HCC（bright loop pattern）（65歳男性）

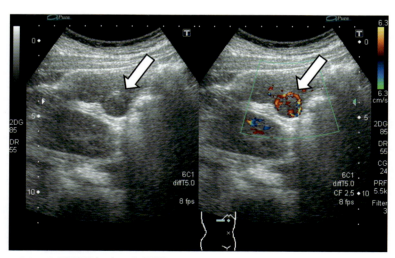

HCC：C型肝硬変（72歳男性）
HCCを取り囲むようにして内部に流入する血流シグナルを認める（バスケットパターン）

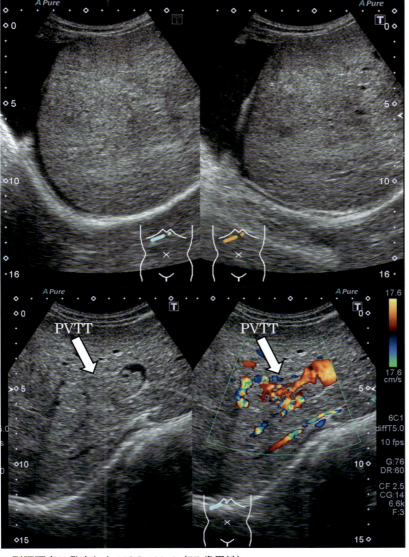

B型肝硬変に発症したHCC：Vp4（57歳男性）

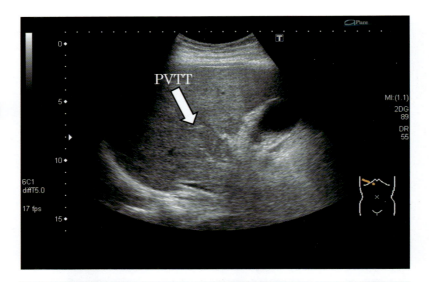

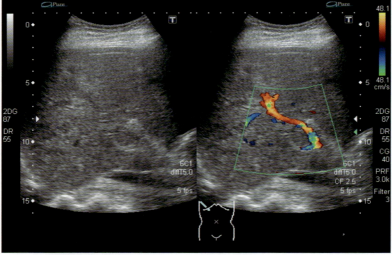

diffuse HCC：Vp3（75歳男性）

脈管浸潤の確認 [22]

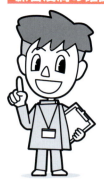

肝癌取り扱い規約に従って下記についての評価を行う。

- Vp0：門脈に侵襲（腫瘍栓）を認めない。
- Vp1：門脈二次分枝より末梢(二次分枝を含まない)に侵襲を認める。
- Vp2：門脈二次分枝に侵襲を認める。
- Vp3：門脈一次分枝に侵襲を認める。
- Vp4：門脈本幹，対側の門脈枝に侵襲を認める。

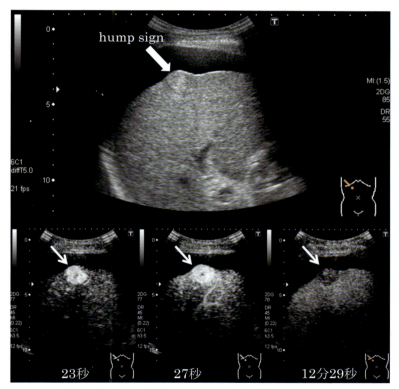

HCC：C型肝硬変（73歳男性）
上段：B-mode検査。下段：造影超音波検査
造影超音波では肝実質が染影される前の血管相（動脈優位相）である23秒で腫瘍濃染を認め，後血管相で欠損像を呈している。

3）転移性肝癌

病態

　肝以外に発生した癌や肉腫が肝に転移したもの。血行性，リンパ行性による転移や，直接浸潤によるものがある。肝臓は，動脈と門脈の二重支配といった特徴から転移をきたしやすく，すべての悪性腫瘍が肝転移をきたす可能性があるが，経門脈性に血行転移をきたす消化管由来の癌の頻度が高い。ただし，画像所見からだけでは原発巣の鑑別は困難な場合も多い。

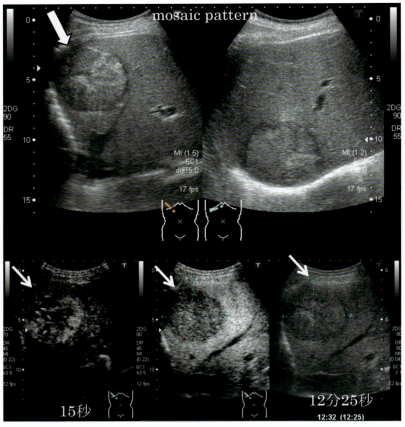

HCC：C 型肝硬変（76 歳男性）
上段：B-mode 検査　下段：造影超音波検査
造影超音波では肝実質が染影される前の血管相（動脈優位相）
である 15 秒で腫瘍濃染を認め，後血管相で欠損像を呈している。

超音波像

① 形状

類円形．結節状の腫瘤像が多発しているパターンが基本像。

形状は不整なことが多い。小さな腫瘤は類円形なものが多いが，大きくなると不整形・分葉状を呈する。

② 形状・輪郭

境界は明瞭なことが多いが，ときに不明瞭な場合もある。

③ 腫瘍内部

内部エコーは，低エコー，高エコー，混合エコーとさまざま。原発巣によって内部エコーが異なる。1cm 以下の腫瘍では低エコーなものが比較的多い。

④ bull's eye pattern／target pattern

腫瘍中心部が高エコーで辺縁に幅の広い低エコー帯を有する像。

⑤ cluster sign

多数の転移巣が癒合し，一塊の集合体として腫瘤を形成。

⑥ 転移巣が肝被膜近傍にある場合には肝表面は癌臍（umbilication）と呼ばれる陥凹を形成する。胆管末梢に発生した肝内胆管癌でも癌臍は認められることがある。

⑦ 腫瘍が大きくなると腫瘍中心部への不十分な栄養・酸素供給から変性壊死をきたし，中心部が液化壊死を起こすため，中心部は無エコーを呈したり，石灰化や音響陰影を認めることもある。

カラードプラ所見

癌細胞が増殖している腫瘍辺縁部のみにわずかに血流信号が認められる程度である場合が多いが，原発巣によって vascularity（血流の多寡）は異なり，腎細胞癌や肉腫など血流豊富な悪性腫瘍の転移例では血流豊富なことが多い。

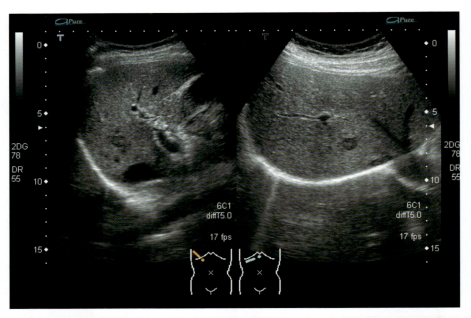

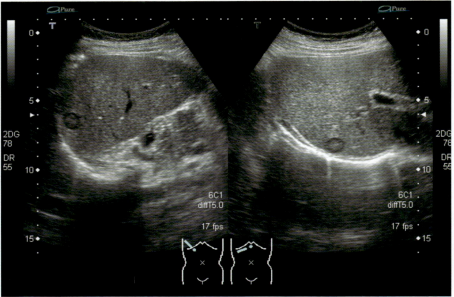

乳癌の転移性肝腫瘍(bull's eye pattern)(37歳女性)

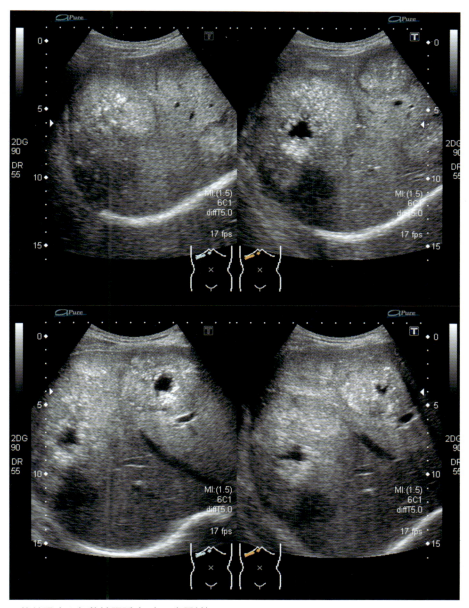

S状結腸癌の転移性肝腫瘍(61歳男性)
cluster sign・中心部無エコー・石灰化

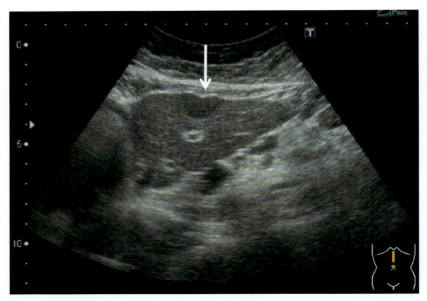

乳癌の転移性肝腫瘍：癌臍（70歳女性）

ここがポイント

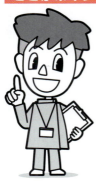

転移性肝癌を認めたら・・・

　超音波検査で原発巣よりも先に転移性肝腫瘍が発見されることもまれではなく，肝臓に多発する腫瘤像を認め，転移性肝腫瘍が疑われるような例では，積極的に原発巣の確認（最低でも胃や大腸）や，腹腔内リンパ節腫大の有無，胸腹水の有無についても検索を行う。

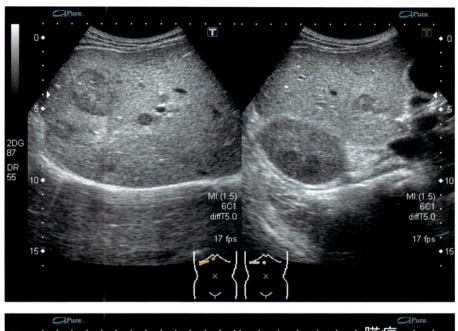

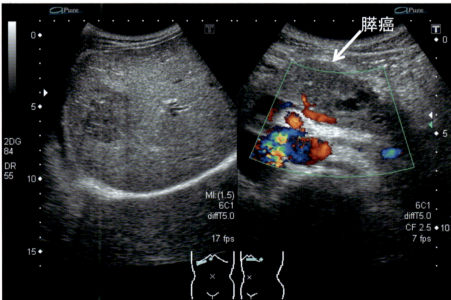

膵癌の転移性肝腫瘍（44歳男性）

2 胆嚢・胆道

1. 観察の注意点

胆嚢描出時の注意点

前処置

　胆嚢は空腹時に肝から分泌された胆汁を内腔に貯留し，脂質の摂取とともに収縮，胆汁は肝外胆管，ファーター乳頭を経由して十二指腸へと分泌される。胆嚢が収縮している状態では胆嚢の充分な評価が困難であるため，検査前6時間程度は食事，飲水を控える。水やお茶等の脂質が含まれないものは飲水可であるが，スポーツドリンクやコーヒー飲料に含まれるミルク等によっても食後胆嚢となる。食後胆嚢では胆嚢は収縮し，壁はびまん性に軽度の肥厚を認めるため，このような所見が得られる場合は患者本人に飲食の有無について再度確認する。食後胆嚢であった場合，可能であれば検査を中断し少なくても最終飲食から4時間程度待って胆嚢，胆道系の評価を行う。

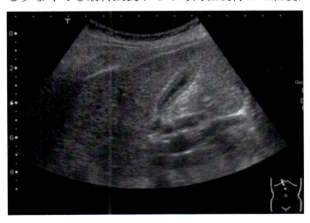

73歳　食後胆嚢
検査の2時間ほど前に缶コーヒーとサンドイッチを摂取した食後胆嚢の画像。胆嚢自体は収縮し，壁はびまん性に肥厚している。

アーチファクト

　正常胆嚢は内腔が無エコーで描出されるため，アーチファクトが出現しやすい。胆嚢内に頻繁に出現する代表的なアーチファクトとして多重反射とサイドローブアーチファクトがある。

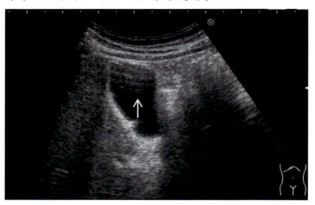

多重反射[1]
　超音波を強く反射させる構造物がプローブに対して平行に存在する場合，超音波がその構造物内で何度も反射を繰り返すことで反射波がプローブに戻る時間が長くなり，実際の構造物よりも後方に虚像が描出されてしまうアーチファクトをいう。胆嚢の場合は皮膚，皮下脂肪層，筋層等で多重反射が生じ胆嚢内へ出現する。

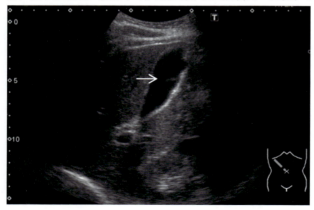

サイドローブアーチファクト[1]
　超音波プローブの原理上，プローブから真っ直ぐ放射される超音波（メインローブ）以外に，斜めに放射される超音波（サイドローブ）が存在する。超音波画像はメインローブの反射波をもとに画像が構成されるが，サイドローブからの反射波がアーチファクトとして同時に表示されることがある。

ここがポイント

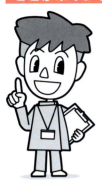

　多重反射やサイドローブアーチファクトが出現し描出不良域が存在する場合は，
・体位変換してみる，
・プローブをあてる位置を変更する，
・深吸気や深呼気で観察してみる，
などによって胆嚢全体の描出を試みる。

胆嚢の描出

　胆嚢は肝左葉と右葉の境界である主葉裂溝：Cantlie lineの下面にある胆嚢窩に存在する。そのため，胆嚢は腹部正中からやや右側の肝下面に観察される。主葉裂溝は中肝静脈の走行とほぼ重なるため中肝静脈の末梢部分から尾側を検索すると胆嚢が描出される。

　背臥位右肋間走査，右肋骨弓下走査にて胆嚢・胆道全体を観察するが，肋骨や消化管の陰影等により全体の明瞭な描出が困難な場合は，左側臥位にして肋骨弓下走査を行うと明瞭に観察できることがある。

　胆嚢が確認できたら頸部から底部まで全体を描出し，最低でも長径，短径の2方向からの観察で評価を行い，異常所見がある場合はさらに多方向からの観察を行う。胆嚢管は描出可能な場合もあるが，描出困難な場合も少なくない。

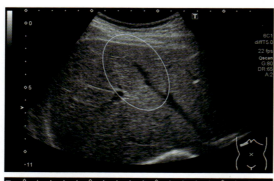

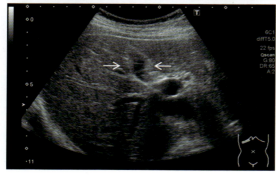

胆嚢の位置の目安
左画像のように肋骨弓下横走査で中肝静脈を確認し，中肝静脈の末梢側部分の尾側を検索すると胆嚢が描出される。通常，胆嚢の確認は容易にできることが多いが，胆嚢が萎縮している場合や消化管ガスの影響が強い場合など，胆嚢の確認が困難なときに中肝静脈を目安にすると胆嚢を見つけやすい。

評価するポイント：胆嚢の大きさ

　胆嚢長径が 8cm，短径が 4cm 以上ある場合は胆嚢腫大を疑うが，胆嚢の形態には個人差もあり正常例でもこの大きさを超える場合がある。胆嚢腫大を評価する際には胆嚢緊満についても同時に評価を行う。胆嚢を描出したら呼吸，用手的圧迫，体位変換，胆嚢と接する消化管の蠕動運動等による胆嚢の形態の変化を持続的に観察し，胆嚢の形態が容易に変化するようであれば胆嚢は緊満感に乏しいと判断することができる。

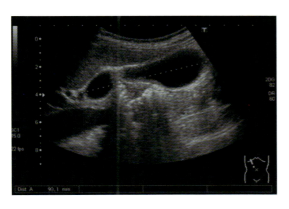

正常胆嚢　40 歳代・女性
胆嚢長径は約 90mm と計測上は胆嚢腫大の可能性がある。しかし胆嚢頸部から体部にかけて「くびれ」が確認でき，全体の緊満感も乏しい。リアルタイムで胆嚢形態の変化を確認する必要があるが，正常胆嚢と考えられる。

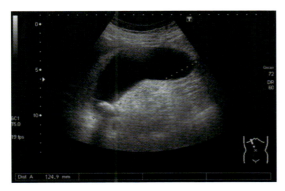

急性胆嚢炎　50 歳代・男性
胆嚢長径は約 125mm と腫大している。胆嚢は全体的に丸みを帯び，胆嚢内圧が高く緊満している可能性がある。胆嚢の腫大，緊満を疑う場合は胆汁の通過障害を伴う疾患を念頭において鑑別をすすめる必要がある。

評価するポイント：胆嚢壁の評価

　超音波画像で通常の胆嚢壁は内側低エコーと外側高エコーの2層で描出される。内側低エコーには粘膜（m），固有筋層（mp），漿膜下層（ss）の線維層が含まれ，外側高エコーには漿膜下層（ss）の脂肪層，漿膜が含まれる。ただし，胆嚢壁の層構造は非常に薄く，体外式超音波検査では明瞭に観察できない場合も少なくない。通常，胆嚢壁厚は粘膜から漿膜までの厚みが3mm未満であり，3mm以上の場合は胆嚢壁肥厚とする。胆嚢壁肥厚を認めた場合は，その範囲がびまん性なのか限局性なのか，粘膜面が整か不整かを確認する。

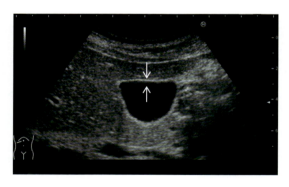

正常胆嚢
胆嚢壁に内側低エコーと外側高エコーが確認できる。明瞭に観察できない場合もあるが，胆嚢に充実性病変を認めた場合は，この2層構造を意識しながら鑑別をすすめる。

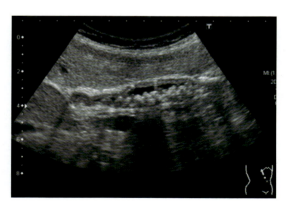

慢性胆嚢炎　50歳代・女性
胆嚢壁はびまん性に肥厚（最大約3mm）を認めている。胆嚢壁は比較的均質に描出され，線維化に伴いエコーレベルの上昇を認めている。

胆嚢壁肥厚を認める場合，その原因として胆嚢自体の病変による壁肥厚の他にも，胆嚢以外の病態の影響による二次的な肥厚がある。二次的な胆嚢壁肥厚の場合，多くが浮腫性の壁肥厚であり，胆嚢壁内に無エコーの層構造を伴った壁肥厚として観察される。浮腫の原因として門脈圧亢進に伴う胆嚢静脈の鬱滞，低蛋白血症に伴う浸透圧の亢進等が考えられており，急性肝炎，肝硬変，門脈圧亢進症，鬱血肝，心疾患等でみられることがある。

　胆嚢壁内には Rokitansky-Aschoff sinus: RAS が存在する。RAS は解剖学的には胆嚢粘膜上皮の壁内への憩室様陥入に伴う嚢胞様構造物であり，正常胆嚢壁にも存在している。正常胆嚢壁では 1cm² の組織標本で 5 個以内の RAS が存在する場合があるが，超音波検査で正常胆嚢壁内の RAS は確認できないことが多い。胆嚢壁肥厚や充実性病変内部の RAS の有無を評価することによって病変の鑑別を進めることができる。

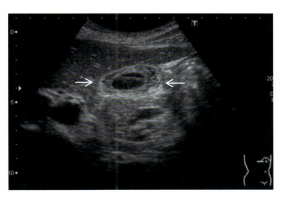

急性肝炎（B型肝炎）
40歳代・男性
胆嚢壁内に無エコー領域を伴う著名な肥厚（最大約 8mm）を認め，浮腫性肥厚を疑う。浮腫性肥厚の場合はびまん性で著名な肥厚を呈する場合が多い。

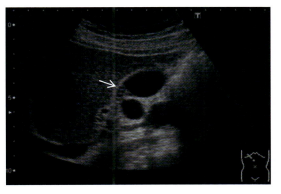

胆嚢腺筋腫症　60歳代・男性
胆嚢体部に壁肥厚を認めている。肥厚部分には複数の RAS を疑う無エコー領域が確認でき，胆嚢癌は否定的と考えることができる。

評価するポイント：胆嚢内の異常所見

　胆嚢内に異常所見を認めた場合は，その形状，内部エコー，後方エコー，血流の有無等の情報から鑑別をすすめていく。さらに，体位変換を行い可動性を確認することが重要で，可動性が確認できれば胆嚢壁由来の充実性病変を除外することができる。実際には左側臥位や場合によっては右側臥位，座位，立位でも観察を行う。

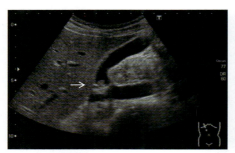

背臥位胆嚢長軸像
背臥位で胆嚢頸部に異常構造物を認めている。重力に従って背側に位置しており，胆嚢ポリープ，胆石，胆泥等が鑑別にあがる所見である。

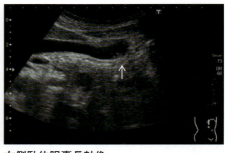

左側臥位胆嚢長軸像
左側臥位へと体位変換すると異常構造物は胆嚢底部への可動性が確認でき充実性病変の除外ができた。構造物の形状に変化を認めたため，胆泥を疑った。

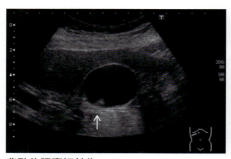

背臥位胆嚢短軸像
背臥位で胆嚢体部に異常構造物を認めている。重力に従って背側に位置しており，胆嚢ポリープ，胆石，胆泥等が鑑別にあがる所見である。

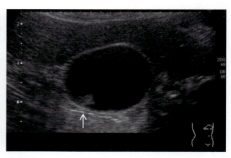

左側臥位胆嚢短軸像
異常構造物は左側臥位でも可動性は認めず，重力に反して存在し，胆嚢壁由来の病変と考えられる。

肝外胆管の撮像法

　肝外胆管は門脈の腹側のやや右側を走行するため，まず門脈本幹を描出しその腹側の管腔構造物を検索する。門脈本幹部分を横断像で観察すると，門脈の腹側やや右側に肝外胆管，やや左側に肝動脈が観察され，それぞれの解剖学的位置が確認しやすい。また，総胆管は膵内部を走行した後，ファーター乳頭へと開口するため，膵頭部内に描出される膵内胆管から連続性を追って描出することもできる。肝外胆管周囲には消化管が存在し，消化管ガスの影響を受け全体が明瞭に描出されない場合は，左側臥位にすると明瞭に描出できることがある。

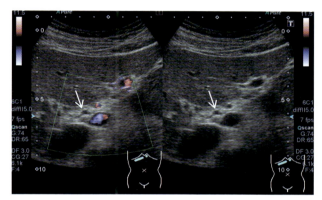

門脈本幹，肝外胆管短軸像
門脈本幹部分を短軸像で観察すると，その腹側でやや右側に肝外胆管（↓）が確認できる。ここから連続性を追って肝外胆管全体の描出を試みる。

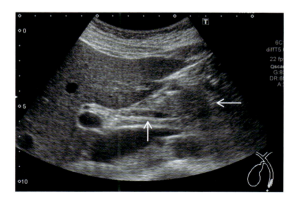

膵内胆管長軸像
縦断像で膵頭部（←）を描出している画像。総胆管（↑）が膵内から頭側へと伸びる管腔構造物として描出されている。膵内胆管は比較的描出しやすく，ここから連続性を追って全体の描出を試みる。

評価するポイント：肝外胆管拡張の有無

肝外胆管径は年齢により変化するため，超音波検査による年齢別の胆管径の上限値[4]を参考にして拡張の有無について評価を行う。

年齢	基準値	上限値	拡張の診断
0歳	1.5mm	3.0mm	3.1mm 以上
1歳	1.7mm	3.2mm	3.3mm 以上
2歳	1.9mm	3.3mm	3.4mm 以上
3歳	2.1mm	3.5mm	3.6mm 以上
4歳	2.3mm	3.7mm	3.8mm 以上
5歳	2.4mm	3.9mm	4.0mm 以上
6歳	2.5mm	4.0mm	4.1mm 以上
7歳	2.7mm	4.2mm	4.3mm 以上
8歳	2.9mm	4.3mm	4.4mm 以上
9歳	3.1mm	4.4mm	4.5mm 以上
10歳	3.2mm	4.5mm	4.6mm 以上
11歳	3.3mm	4.6mm	4.7mm 以上
12歳	3.4mm	4.7mm	4.8mm 以上
13歳	3.5mm	4.8mm	4.9mm 以上
14歳	3.6mm	4.9mm	5.0mm 以上
15歳	3.7mm	5.0mm	5.1mm 以上
16歳	3.7mm	5.1mm	5.2mm 以上
17歳	3.7mm	5.2mm	5.3mm 以上
18歳	3.8mm	5.3mm	5.4mm 以上
19歳	3.8mm	5.4mm	5.5mm 以上
20歳代	3.9mm	5.9mm	6.0mm 以上
30歳代	3.9mm	6.3mm	6.4mm 以上
40歳代	4.3mm	6.7mm	6.8mm 以上
50歳代	4.6mm	7.2mm	7.3mm 以上
60歳代	4.9mm	7.7mm	7.8mm 以上
70歳代以上	5.3mm	8.5mm	8.6mm 以上

肝外胆管に拡張を認める場合は胆汁の通過障害の有無についても評価を行う。拡張を認める胆管よりもファーター乳頭側へと観察をすすめ，通過障害の原因となる器質的疾患の有無を検索する。胆管内に結石や腫瘍等の器質的疾患を認め，それよりも肝側の胆管が全体的に拡張している場合は閉塞性黄疸が疑われる。閉塞性黄疸では器質的疾患により胆汁の通過障害が発生し，拡張した胆管内圧が上昇すると肝細胞間や肝細胞の毛細管膜の透過性が亢進し，血中に抱合型ビリルビンが逆流する。その際に十二指腸からの感染が加

わると播種性血管内凝固症候群（DIC）や多臓器不全（MOF）を引き起こすと言われており，早急な加療の対象となる病態である[5]。閉塞性黄疸は胆管病変だけでなく，膵頭部病変や消化管病変等でも発症する可能性がある。

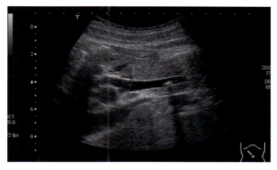

総胆管結石　60歳代・男性
肝外胆管は最大約9mmであり，拡張の可能性ありと判断した。胆管内には結石を疑う構造物が描出されているが，拡張はさらにファーター乳頭側へと続いている。

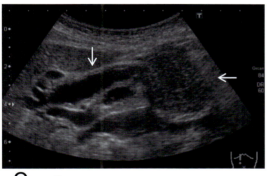

自己免疫性膵炎
70歳代・女性
肝外胆管は最大約14mmと拡張していた（↓）。ファーター乳頭側へと検索を進めると，膵が著名に腫大（←）し，胆汁の通過障害の原因になっていることが推察された。

Question

Shotgun sign[6] って何ですか？

Answer

肝外胆管が背側を走行する門脈本幹と同等かそれ以上に拡張し，二連銃：shotgunのように描出される超音波所見をいいます。つまり，閉塞性黄疸が疑われる場合にみられるsignです。

評価するポイント：胆管壁の評価

　正常例では胆管壁に厚みは確認できない。胆管壁に厚みが確認できる場合はその範囲を確認する。壁肥厚がびまん性に全体的に及んでいる場合は胆管炎や粘膜過形成の可能性があり，限局性の場合は充実性腫瘍性病変の可能性がある。

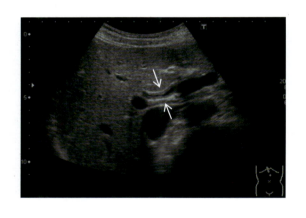

原発性硬化性胆管炎
40 歳代・女性
肝外胆管に壁肥厚を認めている（↓↑）。胆管壁の層構造は保たれ，上部胆管から中部胆管にかけてびまん性に肥厚していた。

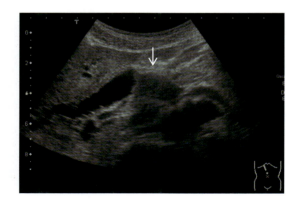

肝外胆管癌　80 歳代・男性
胆管壁に限局性の壁肥厚を認めている（↓）。胆管壁肥厚は左側から背側に限局して急峻な肥厚を認めており，胆管癌も鑑別にあがる所見である。

評価するポイント：胆管内腔の評価

　胆管内腔に結石，堆積物，腫瘤等の異常構造物を認めた場合はその可動性の有無が鑑別に有用な情報になるが，胆管内腔が狭く，可動性の確認ができない場合も少なくない。異常構造物に加え胆管拡張を伴っている場合は胆管内異常構造物の肝側，ファーター乳頭側の両側の拡張を確認し，胆汁の通過障害の原因となっているかを評価する。

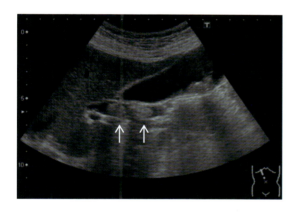

肝外胆管内結石
70歳代・男性
総胆管内に2つの結石を認めている。肝外胆管径は約8.8mmと軽度拡張していたが，肝側の胆管に拡張は認めず，閉塞性黄疸は否定的であると考えられた。

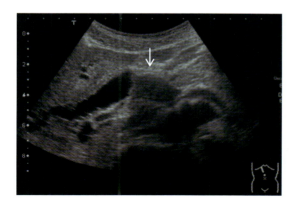

下部胆管癌　80歳代・男性
下部胆管に充実性病変が描出されている（↓）。充実性病変より肝側の胆管は著名な拡張を認め，充実性病変による胆汁の通過障害，閉塞性黄疸の状態が疑われる。

２．疾患別撮影法

1）胆石症

病態

　胆石症は胆管内に結石を生じる疾患で，結石の存在する部位により肝内結石，胆囊結石，肝外胆管内結石に分けられる。典型的な結石は高輝度で音響陰影を伴って描出されるが，結石の組成成分によって所見が異なり，低エコーであったり，音響陰影を伴わない場合もある。体位変換等により，その位置が重力方向へと可動すれば結石の可能性が高い。肝内結石は肝内胆管内に結石を認め，結石の末梢側の肝内胆管の拡張を認めることがある。胆囊結石では可動性の確認が重要で胆砂や胆泥に埋もれるように存在している場合もあるため注意が必要である。肝外胆管内結石は閉塞起点となりやすく，結石よりも肝側の胆管拡張を認めることがある。

ここがポイント

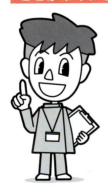

　日常診療で一般的に使用されている抗菌薬でセフトリアキソンナトリウム（CTRX）があります。この薬剤は肝で分解され胆汁へと排出されますが，これが原因で胆石（カルシウム結石）を認めることがあります。このCTRXの使用中止から数ヶ月程度の短期間で胆石は自然排石され観察されなくなるのが一般的で，通常の胆石とは異なることから偽胆石と命名されています。

超音波所見

胆道内の音響陰影を伴った高エコー
　結石の内部エコーは低〜高まで様々，音響陰影を伴わない場合もある。
体位変換等による可動性
結石より肝側の胆管拡張を伴うことがある。

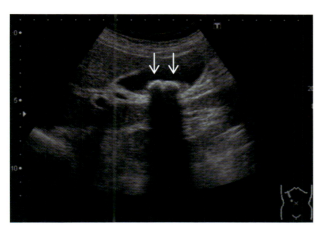

胆嚢結石　70歳代・女性

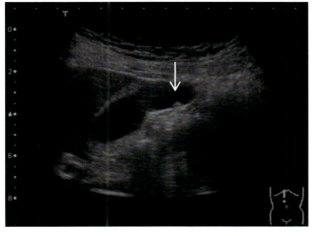

胆嚢結石　50歳代・男性

2) 胆嚢腺筋腫症

　胆嚢腺筋腫症は胆嚢壁内に存在する Rokitansky-Aschoff sinus: RAS と筋線維の増生により特有の壁肥厚を呈する疾患であり，壁 $1cm^2$ 以内に RAS が5個以上に増殖し胆嚢壁が 3mm 以上に肥厚する疾患と定義されている。胆嚢腺筋腫症では病変を認める範囲によって3つに分類される。病変が胆嚢壁全体に認められるものはびまん型，体部に対称性に限局するものは分節型，胆嚢底部に限局するものは底部型と呼ばれる。病変部は均質な低エコーで描出され内部に RAS を反映する小さな囊胞性領域が確認できることが多い。RAS が小さい場合は RAS から多重反射による comet echo がみられることがあり，鑑別に有用な所見である。

胆嚢腺筋腫症の分類

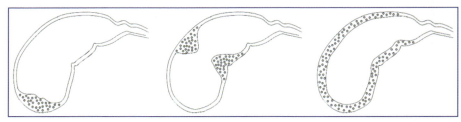

底部型（限局型）　　　分節型（輪状型）　　　びまん型（広範型）
fundal type　　　　　segmental type　　　　diffuse type

超音波所見

　限局性，またはびまん性の胆嚢壁肥厚
　肥厚した壁内に嚢胞性領域や comet echo を伴う（RAS）
　肥厚部分の血流は乏血性であることが多い

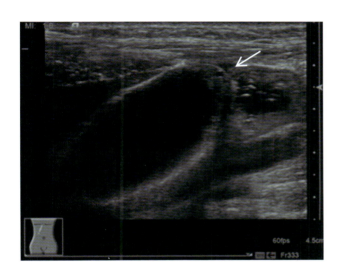

底部型胆嚢腺筋腫症
40歳代・男性

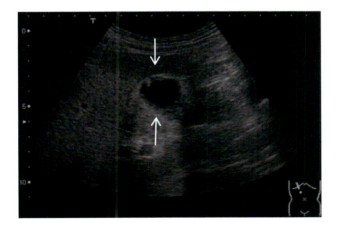

びまん型胆嚢腺筋腫症
60歳代・男性

3）胆嚢癌

病態

　胆嚢壁から乳頭状に隆起する形態（隆起型）の胆嚢癌では，超音波画像上で良性腫瘍か悪性腫瘍かを鑑別することは困難であることが多い。統計上，隆起性病変の大きさが10mmを超える場合は胆嚢癌が多く含まれることが知られており，隆起性病変の最大径の評価が重要になる。胆嚢壁に対して広基性に存在する胆嚢癌（壁肥厚型）では内膜面不整な限局性の壁肥厚を認める病変として観察される。通常胆嚢壁は内側低エコーと外側高エコーが観察されるが，病変部の胆嚢壁に限局して層構造の不明瞭化や形態異常等を認める場合は浸潤癌である可能性が高い。

　隆起型，壁肥厚型のいずれの胆嚢癌においても病変内にRASは認めず，病変内部の血流が豊富に観察される。総肝動脈から分枝する胆嚢動脈の流速を計測し，30cm/s以上である場合は胆嚢癌が鑑別にあがる。

ここがポイント

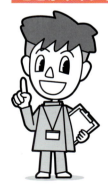

　胆嚢癌の取り扱い規約では肉眼的形態分類として，①乳頭型，②結節型，③平坦型，に分類し，さらに膨張型と浸潤型に分類されます。しかし，超音波画像は単純な肉眼的形態を評価するものではなく断層像であることから，Ⅰ隆起型，Ⅱ壁肥厚型とわけて考えることが多いのが現状です。分類するとⅠ隆起型には早期癌，乳頭膨張型，乳頭浸潤型が含まれ，Ⅱ壁肥厚型にはそれ以外の型が含まれます。

超音波所見
- 隆起型胆嚢癌
  - 有茎性隆起性病変
- 壁肥厚型
  - 限局性広基性病変
  - 内膜面は不整
  - 内部不均質
  - 病変部血流は豊富であることが多い

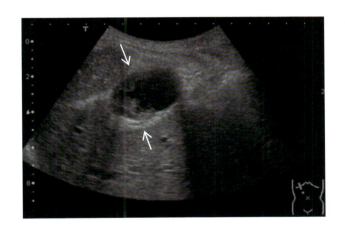

隆起型胆嚢癌
80歳代・女性

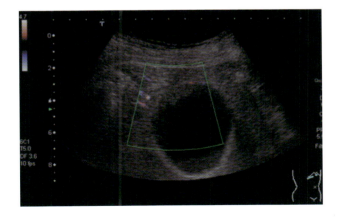

壁肥厚型胆嚢癌
70歳代・男性

4）急性胆嚢炎

病態

　急性腹症のなかでも頻度の高い疾患で，胆嚢内胆汁の通過障害により胆嚢粘膜の障害や血流障害を来す機械的・化学的炎症である。本来，胆嚢炎の初期は細菌感染が関与する病態ではないが，時間経過とともに感染が加わると病態が重篤化する。胆嚢は緊満感を伴った腫大を認める。無石の場合もあるが胆嚢内には嵌頓した結石を認めることが多く，膿汁，フィブリン，凝血塊，壊死物質などが胆泥様（sludge）に観察されたり，胆嚢内に浮遊した状態（debris）で観察されることが多い。胆嚢壁の血流障害に伴い粘膜下浮腫に相当する壁内の低エコー層を伴った肥厚が見られ，胆嚢壁の壊死と共に粘膜面の不整像が観察される。更に炎症が進行すると胆嚢壁に穿孔を認め，周囲に膿瘍を形成する場合がある。

Question

よく急性胆嚢炎かどうかの判断に迷いますが，良い方法はありませんか？

Answer

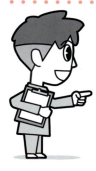

　急性胆嚢炎は頻度の高い疾患であるため，右季肋部痛や心窩部痛を認めた場合にしばしば急性胆嚢炎疑いとして超音波検査が施行されます。その場合はまず胆嚢の腫大，緊満感を確認すると同時に，胆嚢を描出した状態でそのまま何度か胆嚢に圧迫を加え，疼痛が増強するかどうかを確認します。疼痛が増強する場合はSonographic Murphy sign[2] 陽性であり，胆嚢に痛みの原因があるかどうかを知る手法として有効です。

超音波所見

緊満感を伴った胆嚢腫大

Sonographic Murphy sign

嵌頓した結石を伴うことが多い

浮遊物（debris）や沈殿物（sludge）の貯留

壁内低エコー層を伴ったびまん性胆嚢壁肥厚

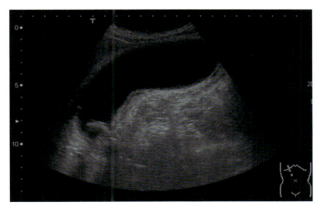

急性胆嚢炎
50歳代・男性

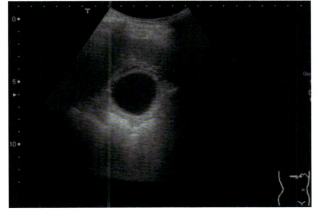

急性胆嚢炎
60歳代・男性

5）慢性胆嚢炎

病態

　慢性胆嚢炎は繰り返す胆嚢炎や急性胆嚢炎の治癒後の変化と考えられている。胆嚢の大きさは正常の場合もあるが萎縮していることが多く，胆嚢壁はびまん性に肥厚を認め，内腔は狭小化する傾向にある。内腔に結石を伴うことが多い。胆嚢壁肥厚はびまん性で均質に描出され，慢性炎症に伴う胆嚢壁の線維化を反映して胆嚢壁のエコーレベルは通常よりも高く観察されることが多い。胆嚢壁肥厚が低エコーで描出されたり，壁肥厚が不整である慢性胆嚢炎例も存在し，この場合は胆嚢腺筋腫症や壁肥厚浸潤型の胆嚢癌が鑑別にあがる。

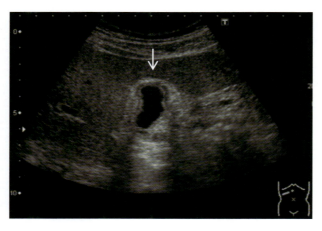

慢性胆嚢炎
70歳代・男性

超音波所見

　胆嚢の萎縮

　胆嚢壁のびまん性肥厚

　胆嚢内に結石を伴うことが多い

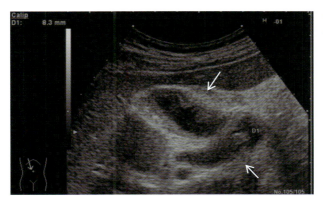

慢性胆嚢炎
60歳代・男性

6) 原発性硬化性胆管炎 （primary sclerosing cholangitis: PSC）

病態

原発性硬化性胆管炎（以下 PSC）は肝内，肝外の胆管の線維性狭窄をきたす進行性慢性炎症性疾患である。正常例では肝外胆管壁の層構造は確認できない場合が多いが，PSC においては胆管壁に内側低エコーと外側高エコーの層構造が保たれた壁肥厚を認める。肝外胆管の内膜面は整で均質な肥厚であることが多い。PSC 例では肝内胆管の枯れ枝状変化が特徴的であるが，超音波検査で肝内胆管は限局性の軽度の拡張としか描出されないことが多い。胆管以外の所見としては胆嚢の腫大，肝門部，胆管周囲のリンパ節腫大を認めることが多い。

ここがポイント

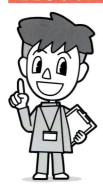

PSC とは異なる病態でありながらも，超音波画像上はほぼ類似した所見を呈する疾患として IgG4 関連硬化性胆管炎があります。IgG4 関連疾患の一つで病変部の線維化や IgG4 陽性形質細胞の浸潤を特徴とする原因不明の硬化性胆管炎です。PSC を疑う肝外胆管壁肥厚を認めた場合は IgG4 関連硬化性胆管炎も鑑別にあげ，IgG4 値やその他の IgG4 関連疾患（自己免疫性膵炎，後腹膜線維症，硬化性唾液腺炎）の有無も可能であれば評価します。

超音波所見

びまん性，または限局性の胆管壁肥厚
肝門部リンパ節腫大を伴うことがある

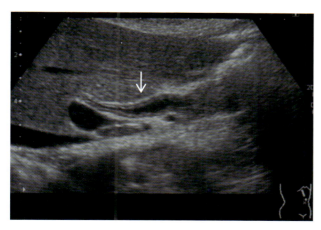

PSC
40歳代・女性

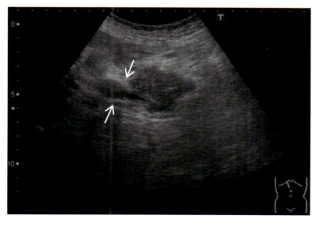

IgG4関連硬化性胆管炎
70歳代・女性

7）肝外胆管癌

　左右肝管，総肝管，総胆管に生じた癌を肝外胆管癌と呼ぶ。肝外胆管癌は胆管壁の内側低エコー部分の不整な肥厚や隆起，腫瘤として描出される。胆管では良性の隆起性病変の頻度が低いため，胆管の充実性病変を認めた場合は肝外胆管癌を疑う。肝外胆管癌は肉眼的分類として「乳頭型」「結節型」「平坦型」に分類される。乳頭型，結節型は胆管内病変に気付きやすいが，平坦型の場合は限局性の壁肥厚所見の描出が容易ではないので注意が必要であり，さらにびまん性の胆管壁肥厚をきたす胆管炎や膵胆管合流異常との鑑別を要する。胆汁の通過障害を認める場合は肝外胆管の拡張を認め，閉塞性黄疸として発見される例も少なくない。

Question

肝門部の胆管癌は肝内胆管癌で良いですか？

Answer

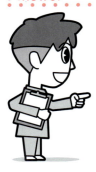

　いいえ，肝外胆管癌です。左右肝管からファーター乳頭側の胆管で発生した胆管癌が肝外胆管癌と呼ばれ，左右肝管の二次分枝より肝側の胆管癌は原発性肝癌，胆嚢管の癌は胆嚢癌の扱いとなります。

超音波所見

　肝外胆管内の充実性腫瘤性病変や限局性の胆管壁肥厚

　ドプラでは乏血性の場合が多い

　閉塞性黄疸を認めることがある

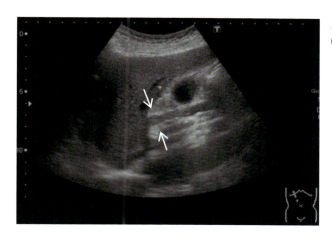

上部胆管癌
60歳代・男性

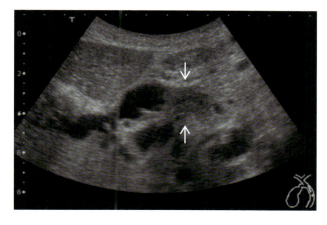

下部胆管癌
80歳代・女性

8) 先天性胆道拡張症

　先天性胆道拡張症は総胆管を含む胆道の先天的な囊胞状，あるいは紡錘状拡張を認める先天性疾患である．胆道の著明な拡張を認め，同時に正常径の肝内胆管も部分的に存在する点が特徴的である．胆囊の拡張，腫大は認めないことが多い．先天性胆道拡張症の形態的な分類については戸谷分類が広く用いられている．
戸谷分類は膵・胆管合流異常が有るもの，無いものの両者が含まれているが，この有無が治療方針の決定に重要であることから，日本膵・胆管合流異常研究会によって作成された診断基準 2015 により，膵・胆管合流異常を有するものが狭義の先天性胆道拡張症と定義された．

ここがポイント

　膵・胆管合流異常症が合併する戸谷Ⅰa型，Ⅰc型，Ⅳ-A型が狭義の先天性胆道拡張症になる．

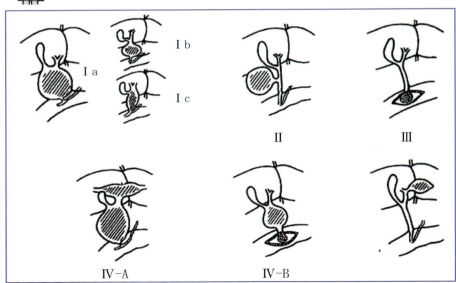

戸谷分類（1995年改変．文献[4]より引用）

超音波所見

広義の先天性胆道拡張症
　総胆管を含む肝外胆管の限局性の拡張
狭義の先天性胆道拡張症
　総胆管を含む肝外胆管の限局性の拡張
　膵・胆管合流異常の合併所見

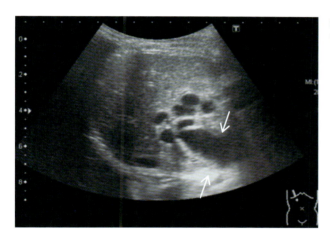

先天性胆道拡張症
1歳・男性

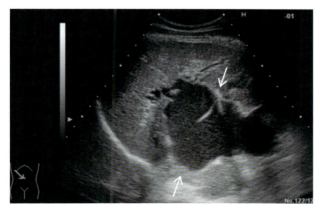

先天性胆道拡張症
30歳代・男性

9) 膵・胆管合流異常

病態

　膵・胆管合流異常は解剖学的に胆管と膵管が十二指腸壁外で合流する先天性形成異常である。膵液と胆汁の相互の逆流により胆道粘膜の過形成が起こり，胆道壁の内側低エコーが肥厚して観察される。胆管内へと流入した膵液は胆汁と反応し，胆管内に protein plug（蛋白栓）を認めることがある。胆汁が膵管へと逆流し膵炎を引き起こすことがあるが，軽度の膵炎に留まり，超音波上は膵炎の所見に乏しい場合が多い。超音波画像上，膵管と胆管は描出可能であるが，合流部自体の評価から合流異常の鑑別は困難である場合が多い。

　膵胆管合流異常例は胆道系悪性腫瘍のリスクが高く，胆嚢癌，胆管癌を念頭においた検索が必要になる。

ここがポイント

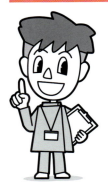
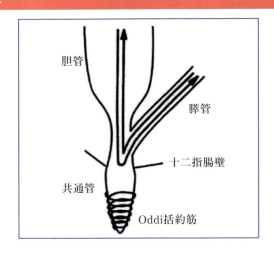

膵液の胆管内逆流・うっ滞　⇒　胆道癌，胆石症
胆汁の膵管内逆流・うっ滞　⇒　膵炎

膵・胆管合流異常の病態（文献[1]より引用，改変）

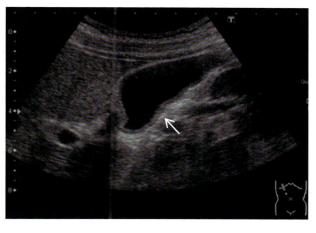

膵・胆管合流異常
20 歳代・女性
胆囊粘膜過形成

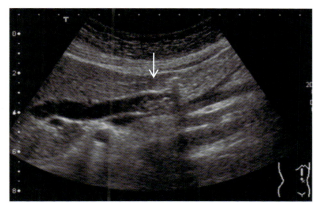

膵・胆管合流異常
30 歳代・女性
protein plug

3 膵臓

1. 観察の注意点

膵臓描出時の注意点

　膵臓は後腹膜臓器であり，その腹側に胃，十二指腸，小腸，横行結腸等の消化管が走行しているため，消化管ガスの影響を受けやすく腹部臓器の中でも全体の明瞭な描出が難しい臓器である。一般的に腹部超音波検査では前処置として飲食を控えているため，消化管の蠕動が乏しい状態であることが多いが，心窩部走査を続けているうちに消化管が刺激され蠕動が活発になることがある。そのため，当院では腹部検査の最初に膵を観察し，描出困難な場合は検査の最後に再度膵を観察するようにしている。

　膵を明瞭に描出する方法として飲水法がある。脱気水等を飲水し胃や十二指腸を水で満たすことで，胃や十二指腸を音響窓として利用し膵の描出能を向上させる方法である[1]。しかし，腹部超音波検査の後に内視鏡検査やMRI検査が予定されている場合はこれらの検査に影響が出るため飲水はできない。

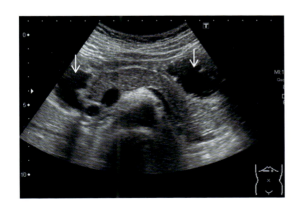

正常膵　40歳代・男性
飲水法にて膵の観察をしている。胃体部や十二指腸下行部に水が存在することで音響窓となり（↓），膵全体が明瞭に描出されている。

Question

飲水法で飲んでもらう水は水道水でも良いのですか？

Answer

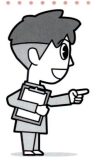

基本的には水であれば飲水法は可能ですが，脱気水が理想的です。脱気水でない場合は描出される水の中に無数の微細な気泡が含まれ流動するため，無エコーで描出されません。その場合は仰臥位で数分待つと気泡が消失し無エコーに見えるようになります。電気ポットなどで一度煮沸し，冷ましておいた水を脱気水として用いる施設が多いようです。

膵臓の撮像法

　膵は脾静脈の腹側に位置するため，門脈本幹から脾静脈が分枝する部位を確認し，その腹側に膵を描出する。描出された膵実質から連続性を追い，膵頭部，鉤部，体部，尾部と観察を進めるが，膵の腹側に胃，小腸，横行結腸が存在するため，これらの消化管ガスの影響によって膵体尾部は描出不良の場合も少なくない。このような場合，深吸気時の左肋骨弓下走査や呼気時の左肋間走査によって膵体尾部が明瞭に観察されることがある。また，座位や右側臥位に体位変換を行うことで消化管ガスとの位置関係が変化し，膵体尾部が明瞭に観察できることがある。膵鉤部は長く尾側へと伸びているため，縦断像での評価も加えながら見逃しのないように全体を観察する。

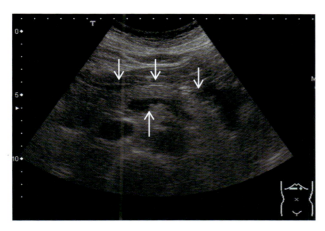

膵の描出　40歳代・女性

画像のように腹部横断像で門脈本幹から脾静脈が分枝している部位（↑）を描出できれば，その腹側に膵（↓）が確認できる。

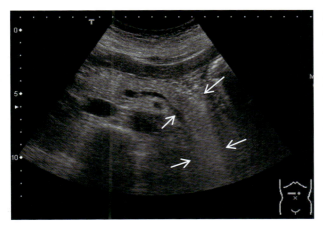

**膵体尾部の描出
40歳代・女性**

左画像では体尾部が明瞭に描出できていないため，被験者に座位になってもらい膵を描出した画像。胃ガスの影響が少なくなり，体尾部（↑）が明瞭に描出されるようになっている。

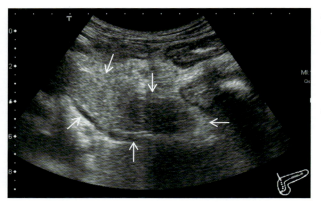

膵尾部の描出
50 歳代・女性
深吸気において左肋弓下から膵尾部（↑）を描出した画像。消化管ガスにより描出できないこともあるが，描出できれば明瞭に膵尾部を観察することができる。

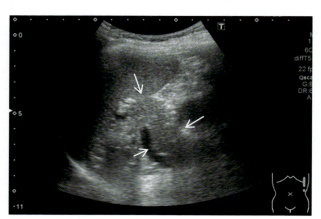

膵尾部の描出
50 歳代・女性
呼気において左肋間から膵尾部（↑）を描出した画像。脾臓を音響窓として脾門部の尾側に膵尾部が描出されるが，加齢等により膵自体の萎縮を認める例では描出困難な場合も多い。

評価するポイント：膵臓の大きさ

　描出される膵の最大前後径を計測し，膵頭部 30mm 以上，体尾部 20mm 以上の場合は膵腫大とする。正常例では膵実質は均質な低エコーで描出されるが，脂肪沈着を認める例では膵実質輝度は上昇し，脂肪沈着が著しい例では膵実質は高エコーで描出される。この場合，膵実質と周囲に存在する脂肪組織との境界が不明瞭になるため，膵の大きさを過大評価しないように注意する必要がある。

膵の大きさ評価
60 歳代・女性

膵頭部径は約 22mm，膵体部径は約 12mm と計測されており，膵の大きさは正常範囲内と判断できる。

自己免疫性膵炎
70 歳代・女性

膵体部径は約 25mm，膵尾部径は約 27mm と著名な膵腫大を認めている。膵実質のエコーレベルは非常に低く，比較的典型的な自己免疫性膵炎の所見である。

評価するポイント：主膵管の径の評価

　主膵管は最大径 3mm 以上の場合，主膵管拡張とする。通常，主膵管は蠕動運動を認めるため，主膵管径が正常範囲内で太めに観察されても，数分おいて主膵管径の縮小が確認できれば主膵管径は正常と判断できる。主膵管の拡張を認めた場合はその拡張の形態が「整」「数珠状」「不整」のいずれかを評価する。また，主膵管内部の堆積物や腫瘤性病変の有無についても検索を行う。

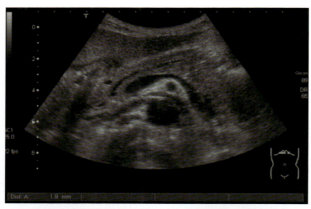

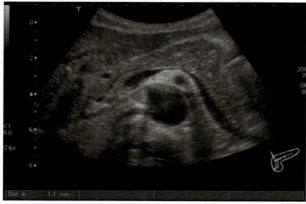

主膵管の経時的変化　60 歳代・女性
膵を観察したところ上段画像のように径は 1.9mm と正常範囲内ながらもやや目立って観察された。膵に明らかな異常は指摘できなかったため，膵以外の腹部臓器の観察をして数分経過した後に再度主膵管を描出すると径は 1.1mm と縮小していた。蠕動運動に伴う主膵管径の変化と考えられる。

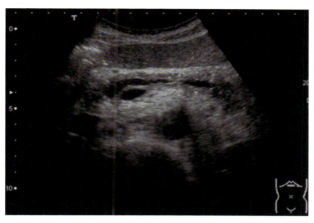

主膵管拡張（慢性膵炎）
40歳代・男性
主膵管の最大径は5.1mmと計測され，その走行は広狭不整に観察された。主膵管の不整拡張は慢性膵炎を疑う所見であり，膵実質に複数の石灰化を伴っていることからも慢性膵炎を疑うことができる。

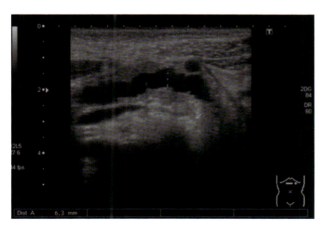

主膵管拡張（膵頭部癌）
80歳代・男性
画像は高周波リニアプローブで膵を描出した画像。主膵管は数珠状に拡張し，最大約6mmと計測された。膵頭部に認めた腫瘤性病変を起点に末梢側の主膵管に拡張を認めた。

評価するポイント：膵臓内の異常所見の有無

　膵実質内の腫瘤性病変の有無を検索する。膵内に腫瘤性病変を認めた場合は，腫瘤の質的評価以外にも膵管，胆管，周囲の脈管等への影響の有無についても評価を行う。また膵実質の大きさ，均質性，滲出液の有無等を評価することで膵炎の有無についても鑑別をすすめていく。

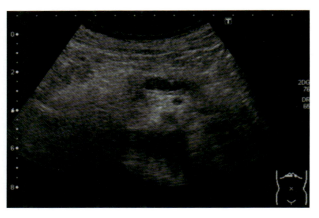

膵癌　60歳代・男性
膵頭部に約18×18×14mmの低エコーで描出される境界不明瞭な病変を認めた。病変から尾側膵管の拡張を認め，膵癌が疑われた。

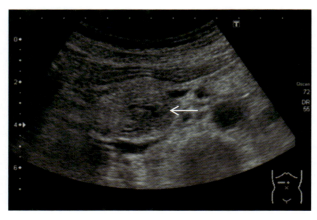

腫瘤形成性膵炎

50歳代・女性
膵頭部に等〜低エコーで描出される境界不明瞭な病変を認め，膵癌も鑑別に挙がる所見であった。主膵管が病変内部を貫通する様子が確認でき（←），penetrating duct sign 陽性，膵癌は否定的と考えた。

Question

Penetrating duct sign[3] って何ですか？

Answer

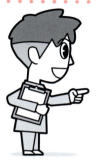

　腫瘤形成性膵炎ではしばしば膵癌と類似した超音波所見を呈します。画像検査で両者の鑑別が困難である場合も少なくありませんが，低エコーで描出される病変部の内部を主膵管が貫通するように走行する様子が確認できれば膵癌を除外できます。この病変内部を貫通する主膵管の所見を penetrating duct sign といいます。

2. 疾患別撮影法

1) 膵管内乳頭粘液性腫瘍 (Intraductal Papillary Mucinous Neoplasm: IPMN)

病態

　IPMNは粘液産生および貯留に伴う膵管の"ブドウの房"様の形態を特徴とする膵管上皮に発生する膵腫瘍である。分枝膵管の拡張を認めるものを分枝型IPMN，5mmを超える主膵管の拡張を認めるものを主膵管型IPMN，分枝型と主膵管型の双方に合致するものを混合型IPMNと呼ぶ。分枝型，混合型IPMNは膵内に境界明瞭，内部は無エコーの多房性嚢胞性病変として描出されることが多い。分枝型IPMNは主膵管径は5mm未満であるが，主膵管型，混合型IPMNでは主膵管は5mm以上の拡張を認める。主膵管や嚢胞性病変内部に充実性病変が確認できる場合は悪性腫瘍 (IPMC) の可能性がある。

ここがポイント

IPMNの病態

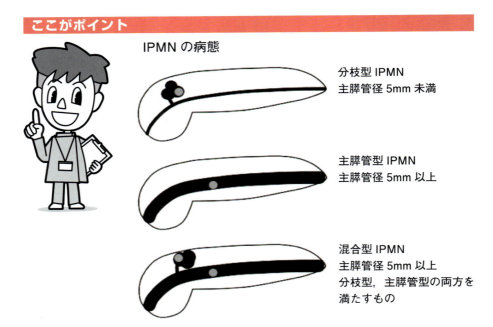

分枝型IPMN
主膵管径5mm未満

主膵管型IPMN
主膵管径5mm以上

混合型IPMN
主膵管径5mm以上
分枝型，主膵管型の両方を
満たすもの

超音波所見

分枝型 IPMN
- 主膵管径 5mm 未満
- 膵内の多房性嚢胞性病変
- 嚢胞性病変内に充実性病変を伴うことがある

主膵管型 IPMN
- 主膵管径 5mm 以上
- 主膵管内に充実性病変を伴うことがある

混合型 IPMN
- 主膵管径 5mm 以上，加えて膵内に多房性嚢胞性病変
- 主膵管内，嚢胞性病変内に充実性病変を伴うことがある

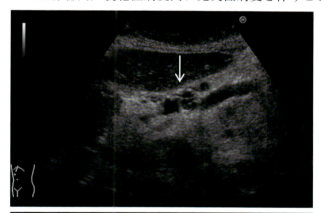

分枝型 IPMN
70 歳代・女性

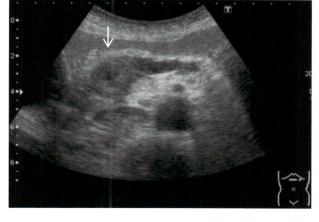

主膵管型 IPMC
70 歳代・女性

2）粘液性囊胞腫瘍（Mucinous Cystic Neoplasm: MCN）

病態

中年以降の女性の膵体尾部に好発する粘液産生性の腫瘍で，男性例の報告は少ない。厚い線維性被膜を持った単房性，または多房性囊胞性病変であり，比較的大きな腫瘤で膵外に突出するような形態を呈することが多い。MCNでは囊胞性病変内部に薄い隔壁構造が確認できることが多い。病理組織学的にはIPMNとMCNは全く別の病態であるが，画像上では鑑別困難な場合も少なくない。MCNは比較的予後の良い囊胞性病変として知られている。

Question

粘液性囊胞性腫瘍の特徴的な超音波所見は何ですか？

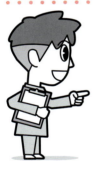

Answer

粘液性囊胞性腫瘍の特徴的な所見としてcyst in cyst様構造があります。MCN病変内部に描出される隔壁構造によって囊胞性病変内部に囊胞性病変が存在しているように描出されるMCNの特徴的所見をいいます。しかし，MCNはIPMNやSCNのような囊胞性病変と超音波所見が類似するため，超音波検査で鑑別が難しい場合も少なくありません。

超音波所見

膵の単房性，または多房性囊胞性病変
cyst in cyst 様構造を呈することがある

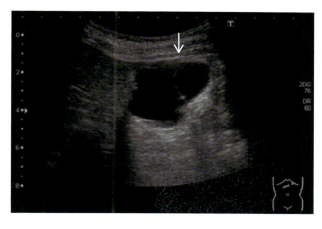

MCN
70歳代・女性
Cyst in cyst 様構造

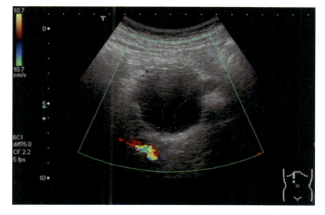

MCN
60歳代・女性

3) 漿液性嚢胞性腫瘍 (Serous Cystic Neoplasm: SCN)

病態

　SCN は数 mm 程度の小嚢胞が集簇する腫瘍であり，その形態分類として micro cystic type，micro + macro cystic type，macro cystic type に分類される。micro cystic type はさらに solid type と honeycomb type に分類される。US 画像上，macro cystic 部分は隔壁を伴った嚢胞性領域として描出されるが，micro cystic 部分は嚢胞性領域が小さすぎるため充実性病変のように低エコーに描出されることがあり，そのため solid type の SCN では膵充実性腫瘤との鑑別が困難な場合が少なくない。SCN は血流豊富であることが多く，ドプラにて隔壁部分に豊富な血流信号を認める。

SCN の形態分類と US 像

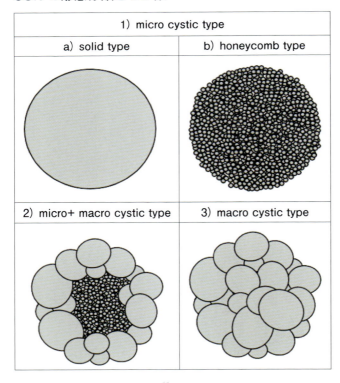

超音波所見

　solid type 内部均質な類円形腫瘤
　honeycomb type 小囊胞の集簇像（蜂巣状）
　micro + macro cystic type 小囊胞と粗大囊胞の混在腫瘤
　macro cystic type 粗大囊胞の集簇像

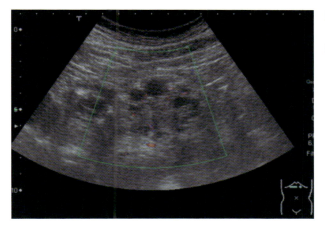

SCN　60歳代・男性
（micro + macro cystic type）

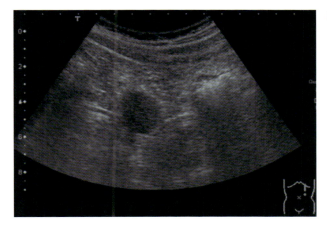

SCN　70歳代・男性
（solid type）

4）充実性偽乳頭状腫瘍 (Solid Pseudopapillary Neoplasm: SPN)

病態

　SPN は若年女性に好発する比較的稀な膵の上皮性腫瘍である．本腫瘍は低悪性度の腫瘍と考えられており，再発や転移を認める例もある．線維性被膜を有するため境界は明瞭で低エコーの被膜を認め，内部は均質またはやや不均質な低エコーで描出されることが多く，囊胞変性や卵殻状の石灰化を伴うことがある．ドプラにて腫瘍内部の血流信号は豊富に観察される傾向にある．超音波画像所見が類似するため，しばしば NET との鑑別が困難である．

Question

どのような場合に充実性偽乳頭状腫瘍：SPN を疑いますか？

Answer

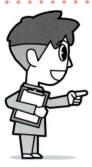

　SPN の特徴的な画像所見は卵殻状の石灰化ですが，石灰化を伴わない SPN では鑑別が困難な場合が多いです．10 歳代～30 歳代の若年女性であること，膵外へ膨張性に発育しやすいこと，出血や壊死を繰り返し囊胞性に変性しやすいこと，等を考慮しながら鑑別をすすめますが画像検査だけでは鑑別できず，超音波内視鏡等による組織生検によって診断される場合が多いです．

超音波所見

　腫瘤周囲に被膜を有し，境界明瞭
　卵殻状の石灰化
　膵外へ膨張性に発育
　内部に出血や囊胞変性を伴うことがある
　腫瘤内の血流は豊富

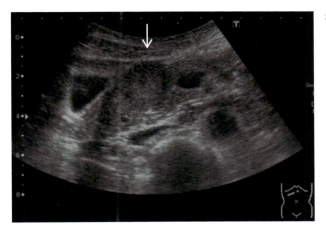

SPN　30歳代・女性

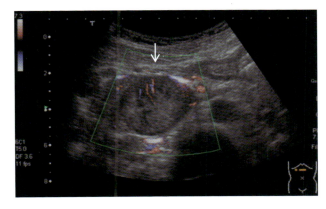

SPN　30歳代・女性

5) 神経内分泌腫瘍 (Neuro Endocrine Tumor: NET)

病態

　膵腫瘍の2〜3%と比較的稀な腫瘍で，インスリノーマやガストリノーマ等の過剰分泌される内分泌による症状を示す機能性NETと症状を伴わない非機能性NETが含まれる。インスリノーマは良性腫瘍であることが多いが，他の膵NETは悪性腫瘍である可能性も高く，リンパ節や肝への転移を認めることがある。典型的な画像所見は境界明瞭，輪郭が平滑な円形〜卵円形の充実性腫瘍で，内部は均質，ドプラでは血流豊富に観察されることが多い。しかし，非典型的なNETでは，乏血性腫瘍，石灰化や嚢胞変性を伴う腫瘍，膵管の閉塞や膵管内発育を伴う腫瘍等として描出されることもある。

ここがポイント

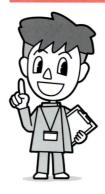

　NETやSPNにおいて画像所見が典型的な例では特に問題になりませんが，非典型的な例や小さな腫瘍の場合は膵癌との鑑別が困難である症例も少なくありません。画像検査で良悪性の鑑別ができない腫瘍も少なからず存在し，良性腫瘍であっても良悪性の鑑別困難な場合は手術されることが多いことを知っておきましょう。そのような場合は，他のモダリティを含めた総合的な画像所見から判断したり，組織生検等によって診断がつけられることが一般的です。

超音波所見
　円形〜卵円形腫瘤
　輪郭は平滑で境界明瞭
　腫瘤内部は均質
　腫瘤内部の血流は豊富

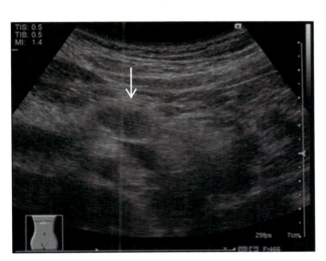

NET　40歳代・男性

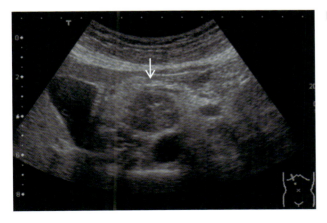

NET　50歳代・女性

6) 膵管癌

病態

　膵管上皮細胞から発生する膵の悪性腫瘍で，膵悪性腫瘍の約 90% を占める。腫瘍内部を主膵管が走行する場合，主膵管は腫瘍内部で途絶し尾側の主膵管は数珠状に拡張する。膵頭部癌では胆道の通過障害の原因となり，肝外胆管，肝内胆管の拡張を伴うことがある。膵外へと発育を認める腫瘍の場合は胃，十二指腸，腸間膜，脾臓等の周囲組織や，門脈，胃十二指腸動脈，脾動静脈，上腸間膜動静脈等の脈管への浸潤の有無を評価する必要がある。超音波所見としては，しばしば腫瘍形成性膵炎や自己免疫性膵炎と鑑別が難しい例が存在する。

Question

　膵管癌に対して sonazoid 造影超音波検査はできますか？

Answer

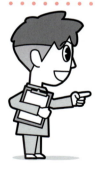

　残念ながら現時点（2018 年現在）において膵の sonazoid 造影超音波検査は保険収載されていません。そのため倫理委員会の承認や患者本人の承諾等を得る必要がありますが，腫瘍を明瞭に描出できる症例においては血行動態の評価ができ，診断に有効だと考えられています。造影剤アレルギーなどで造影 CT や造影 MRI が施行できない症例に対しては，膵癌診療ガイドライン上でも sonazoid 造影超音波検査が有用であるとされています。

超音波所見

　腫瘤は不整形，境界不明瞭

　腫瘤内部不均質な低エコー

　尾側膵管の数珠状拡張

　腫瘤の血流は乏血性

　膵頭部癌では閉塞性黄疸の原因となりうる

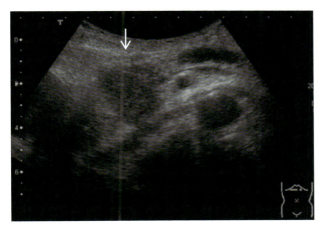

膵頭部癌　70歳代・女性

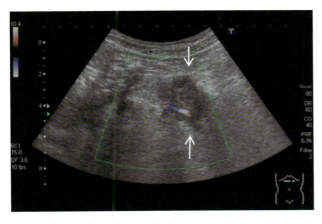

膵体部癌　80歳代・男性

7）急性膵炎

病態

　急性膵炎は膵の急激な炎症を認める病態であり，成人における急性膵炎の原因のほとんどがアルコールと胆石症である。膵は部分的，あるいは全体の腫大を認め，炎症に伴い膵周囲に滲出液が出現することがある。この滲出液により消化管の炎症や穿孔，脾梗塞，脈管炎，門脈内血栓，動脈瘤等の周囲組織の合併症を認めることがあるため，滲出液の有無とその存在範囲を確認することが重要になる。急性膵炎の経過で仮性膵嚢胞が出現する場合があり，膵の嚢胞性病変の有無を確認する必要がある。急性膵炎においては主膵管は拡張していない場合が多い。

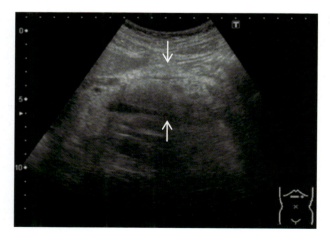

急性膵炎　40歳代・男性

超音波所見

膵腫大

膵実質の不均質化，辺縁不整，境界の不明瞭化

膵周囲の滲出液出現

仮性膵嚢胞を認めることがある

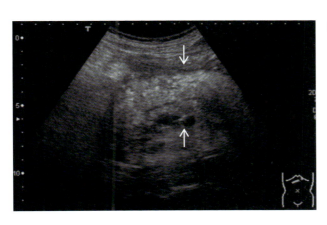

急性膵炎　50歳代・男性

8）慢性膵炎

病態

　慢性膵炎は持続的な炎症に伴い膵の不規則な線維化，細胞浸潤，肉芽組織形成等の慢性変化によって膵分泌機能の低下を伴う非可逆的な難治性疾患である。膵は萎縮し，膵実質は不均質に描出されることが多い。膵管内の結石，膵全体に分布する複数の石灰化，主膵管の不整な拡張，分枝膵管の不規則な拡張，辺縁が不規則な凹凸を示す膵の明らかな変形を認めた場合は強く慢性膵炎が疑われる。慢性膵炎では膵内炎症の増悪と線維化の形成が繰り返され，膵癌のリスクが増加することが知られており，膵内の腫瘤性病変の検索は重要である。

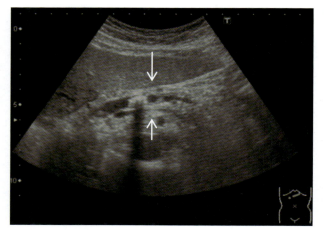

慢性膵炎　60歳代・男性

超音波所見

　膵萎縮

　主膵管の不整な拡張

　膵実質内の石灰化

　膵石を伴うことがある

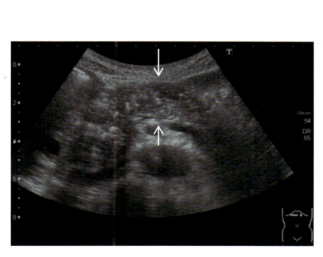

慢性膵炎　60歳代・男性

9）自己免疫性膵炎

病態

　自己免疫性膵炎の原因は不明で，自己免疫機序の関与による膵の慢性炎症と考えられている。腫瘤形成性膵炎の形態を示すものから膵全体に及ぶ場合もあるが，いずれも病変部の膵は腫大し，エコーレベルは低下，ドプラでは乏血性に観察される。膵頭部の病変では閉塞性黄疸の原因となる場合もある。そのため，画像検査ではしばしば膵管癌との鑑別に苦慮する。病変内部を貫通して走行する主膵管が観察される所見は penetrating duct sign と呼ばれ，膵癌を否定できる所見であるが主膵管の明瞭な観察が困難な場合も少なくない。

　自己免疫性膵炎は IgG4 関連疾患であるため，自己免疫性膵炎を疑った場合は IgG4 関連後腹膜線維症，IgG4 関連硬化性胆管炎，IgG4 関連唾液腺炎の有無についても評価を行う。

ここがポイント

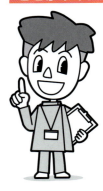

　自己免疫性膵炎は IgG4 関連疾患であり，IgG4 が高値を示すことが知られています。しかし近年提唱された国際コンセンサス診断基準（International Consensus Diagnostic Criteria: ICDC）によると自己免疫性膵炎は1型（type1 AIP），2型（type2 AIP）に分類され，IgG4 の上昇を認めない自己免疫性膵炎が存在するとされています。IgG4 の上昇を認めない自己免疫性膵炎は本邦では稀とされていますが，IgG4 の値が正常であったとしても自己免疫性膵炎の除外にはなりません。

超音波所見

　病変のエコーレベルの低下
　境界不明瞭
　膵腫大
　penetrating duct sign

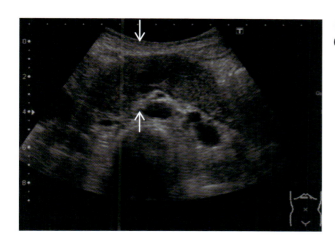

自己免疫性膵炎
60歳代・女性

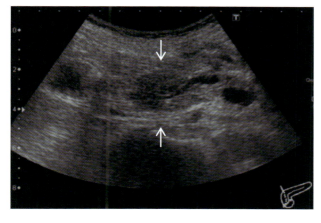

腫瘤形成性自己免疫性膵炎
60歳代・男性
penetrating duct sign

III ダイナミック・スタディの比較

1. 肝臓ダイナミック・スタディでの CT と MRI の相違点
　………………………………… 小倉明夫 (群馬県立県民健康科学大学)

1. 肝臓ダイナミック・スタディでの CT と MRI の相違点

　肝臓腫瘍の検査においてその検出および鑑別を目的として，造影剤を使用したダイナミック・スタディは一般的に臨床で行われる検査である。CT，MRI，各モダリティにおいてダイナミック・スタディは施行されるが，何が違うのであろう？　何故，両方のモダリティで施行する必要があるのであろうか。私は，全く単純にこのような疑問を持ち，基礎的な実験を行ってみた。

　臨床的な観点から，上記の2つを比較した論文も多く存在する。それらを見ると，どちらのモダリティも変わらない，あるいは MRI の方が検出能が高いといった結論が多い。その理由は，MRI は組織分解能が高いため……

　「ん？？　確かに，MRI は脂肪や軟部組織，筋肉など CT よりもコントラストがつくことは間違いない。しかし，ダイナミック・スタディは造影剤でエンハンスされるコントラストしか見ていないではないか。」

Question

造影剤に対して，本当に MRI の方がコントラストは高いの？

Answer

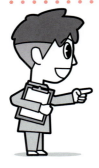

　結果は**図1**に示す通り，両者の造影剤に対するコントラストはほとんど差が生じませんでした。すなわち，ヨード造影剤の濃度に対するX線の吸収率とガドリニウム造影剤の濃度に対するT1緩和の信号強度の差はほぼ同じという結果でした。また，このファントムの信号雑音比（SNR）は，撮像パラメータや装置の性能に大きく依存しますが，以前私が測定した装置においては，MRIの方がCTより優っていました（MRI装置は，1.5TPhilipsで撮像法は3D-FFE法，CT装置はGE社製で5mmスライス，5mmピッチの16列ヘリカル）。したがって，コントラスト雑音比CNRもMRIが優っていました（**図1**）。

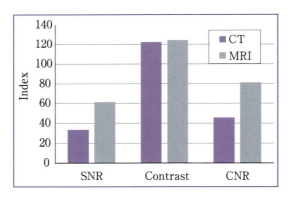

図1

Question

解像特性はどうでしょうか。

Answer

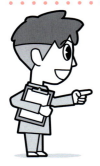

これも,両者のモダリティでMTFを測定し比較していますが,図2のようにCTの方が優れる結果となっています。この結果は使用するマトリクス数の差から考えても,容易に想像可能なものでした。

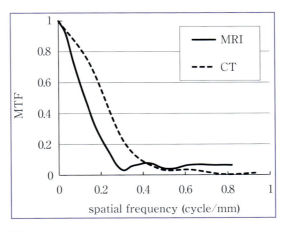

図2

　次に,前述のコントラストに関しては,注入された造影剤がCTとMRIで同様に希釈することを前提として,両者で同じ希釈率のものを比較したが,果たしてCTとMRIでは注入する造影剤の量や注入圧が異なるのに,同じ希釈濃度と考えていいのであろうか?

そこで，pharmacokinetics モデルから Time intensity curve の計算予測を行った．図3のモデル式から，Plasma volume を5L，Extracellular compartment を3L，Perfusion rate を well perfused tissue で 100ml/s，Poorly perfused tissue で 25ml/s として図3の式に代入し，CT では 100ml の造影剤を 5ml/s，MRI では 20ml の造影剤を 1ml/s で注入すると仮定して，Time intensity curve を求めたものが図4である．MRI の方が動脈系のピークが早く10数秒で到達し，その立ち上がりカーブも急峻であることが理解できる．

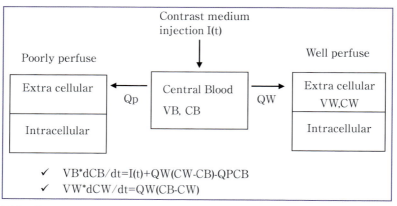

図3 Compartment model for contrast enhancement pharmacokinetics

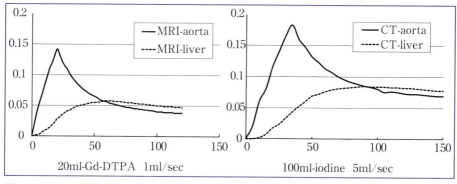

図4 Time enhancement curves of the aorta and liver

このカーブに，図5のように実際の撮像時間を考慮してその積分値で動脈と門脈のコントラストを示したものが，図6に示す検査上の相対コントラストである。MRIは全肝の撮像時間が10～15s，CTは2～5secで算出している。結果としてあまり差がないことがわかるであろう。もちろんこれらは装置の性能に大きく依存するため，一概に言えるものではないが，コントラスト的にはCTもMRIもそれほど変わらないと言える。一方解像特性ではCTが優位で，SNRではMRIが優位と考えられるので，被写体の体格やCTでの照射線量によって，肝臓腫瘍の検出能がどちらのモダリティで勝るかが異なると考える。

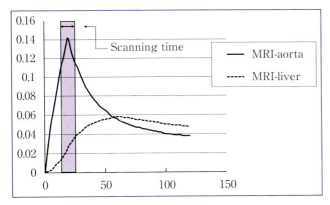

図5

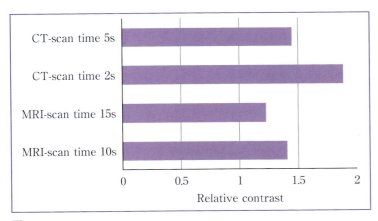

図6

これらの研究データの詳細は文献[1,2]を参照されたい。

ここがポイント

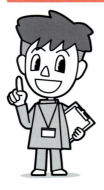

近年MRIでは造影剤として肝特異性造影剤としてGd-EOB-DTPAが使用されることが多く，この場合はダイナミック・スタディだけでなく，その後の肝細胞相（注入後20分程度）での診断能が高いために，ダイナミック・スタディのみでCTとMRIを比較することは問題がある。逆にCTでは，マルチスライスによる高速撮像により肝臓だけでなく，他の臓器も一度にダイナミック撮像できる利点も考慮すべきであろう。

参考文献

I　解剖・生理

1) Cantlie J. On a new arrangement of the right and left lobes of the liver. Proc Anat Soc Gr Britain & Ireland. 1898; 32: 4-9.
2) 泉井 亮，妹尾 春樹，金田 研司．カラー図解　人体の正常構造と機能　Ⅳ肝・胆・膵．改定第2版．日本医事新報社．
3) 落合 慈之．消化器疾患ビジュアルブック．第二版．学研メディカル秀潤社．
4) 松村讓兒．解剖学　イラスト辞典．
5) 日本肝癌研究会．原発性肝癌取扱い規約．第6版．金原出版．
6) 日本膵臓学会．肝癌取扱い規約．第6版．金原出版．

II　撮像技術

1　CT

1 肝臓

1) X線CT撮影における標準化～GALACTIC～（改定2版）．日本放射線技術学会；2015．p52-53．
2) 黒住昌弘，藤永康成，上田和彦，他．血管造影・血管造影下CTによる画像診断．The Liver Cancer Journal：メディカルレビュー社；2010．p77-84．
3) 上田和彦，塚原嘉典，松下美奈，他．CTHA, CTAP．肝胆膵：アークメディア；2012．1100-1084．
4) 医学大辞典（18版）．南山堂；1998．p1915．
5) 川井田みほ，辻川華子，坂元亨宇．肝細胞癌の分子病理と悪性度．日本消化器病学会雑誌113（5）．2016．761-766．

6）相川良人．肝細胞がんの検査2〜X線CT検査〜．日本放射線技術学会雑誌72（4）．2016．p359-368．
7）小林聡．血流と機能からみた肝画像診断．アールティ．メディカルトリビューン；2013．p2-6．
8）藤田展宏，西江昭弘，浅山良樹，他．肝内胆管癌と肝転移の診断．INNERVISION．インナービジョン；2016．p9-11．
9）近藤浩史．転移性肝腫瘍．山下康行 編．肝胆膵の画像診断．学研メディカル秀潤社；2010．p132-141
10）吉田耕太郎，小坂康夫，吉川淳，他．肝良性腫瘍の画像診断：②間葉系細胞由来．臨床画像．メジカルビュー社；2016．p18-27．

2 胆道系
1）平野寛．排泄性胆道造影．臨床と研究．1985；62（8）：2393-2397
2）正田純一．胆石の種類と成因．胆道．2013; 27（4）: 672-679
3）Shakespear JS, Shaaban AM, Rezvani M. CT findings of acute cholecystitis and its complications. AJR Am J Roentgenol. 2010; 194: 1523-1529.
4）Miyazaki M, Yoshitomi H, Miyakawa S, et al. Clinical practice guidelines for the management of biliary tract cancers 2015: the 2nd English edition. J Hepatobiliary Pancreat Sci. 2015; 22: 249-273.

3 膵臓
1）急性膵炎診療ガイドライン2015．第4版．金原出版．
2）肱岡 範．大きく変化する神経内分泌腫瘍（NET）の概念と治療．最新医学 2015; 70巻10号: 1945-1954

6 手術支援
1）原田 耕平，千葉 彩佳，溝延 数房，他．肝悪性腫瘍切除術前3DCTにおける門脈相撮影タイミングの最適化．日本放射線技術学会雑誌　2016: 72（11）: 1098-1104

2）桝本潤，佐藤嘉伸，堀雅敏，他．非剛体レジストレーションを適用した多時相腹部CTからの肝臓領域自動抽出法．コンピュータ支援画像診断学会論文誌 2003; 7: 1-10.
3）Sugimoto M, Yasuda H, Koda K, et al. Image overlay navigation by markerless surface registration in gastrointestinal, hepatobiliary and pancreatic surgery. J Hepatobiliary Pancreat Sci. 2010; 17: 629-636.
4）Miyazak M, Yoshitomi H, Miyakawa S, et al. Clinical practice guidelines for the management of biliary tract cancers 2015: the 2nd English edition. J Hepatobiliary Pancreat Sci. 2015; 22: 249-273.
5）Hirano, S, Kondo S, Hara T, et al. Distal pancreatectomy with en bloc celiac axis resection for locally advanced pancreatic body cancer: long-term results. Ann Surg. 2007; 246: 46-51.
6）那須 裕也，平野 聡，田中 栄一，他．局所進行膵体部癌に対する腹腔動脈合併切除を伴う尾側膵切除（DP―CAR）の成績とQOL．膵臓．2012; 27: 663-668.
7）Okada K, Kawai M, Tani M, et al. Preservation of the left gastric artery on the basis of anatomical features in patients undergoing distal pancreatectomy with celiac axis en-bloc resection（DP-CAR）. World J Surg. 2014; 38 :2980-2985.
8）Hoshika M, Yasui K, Niguma T, et al. Novel contrast-injection protocol for high-resolution abdominal CT-angiography: vascular visualization improvement with vasodilator. Abdom Radiol（NY）. 2017; May 09.

2　MRI

2　胆膵

1）Marugami N,Takekawa M,Iwaki Y,et al.MR signal changes on hepatobililary imaging after oral ingestion of manganese chloride tetrahydrate: preliminary examination.Jpn J Radiology.2013; 31: 713-723.

2）丸上永晃，武輪恵，高濱潤子，他．経口造影剤ボースデル服用後のMRCPの経時的変化：2DMRCPと3DMRCPの比較．第42回日本磁気共鳴医学会講演抄録集．2014；Vol.34：415．

3　核医学

1）呉　勁，石川演美，武田　徹，他．^{99m}Tc-GSAによる肝胆道腫瘍の肝予備能評価-高ビリルビン血症の影響と局所肝予備能-．核医学．1996; 33: 161-168．
2）Haubner R, Vera D.R, Farshchi-Heydari S, et al. Development of 68Ga-labelled DTPA galactosyl Human serum albumin for liver function imaging. 2013; 40: 1245-1255.
3）Torzilli G, Makuuchi M, Inoue K, et al. No-mortality liver resection for hepatocellular carcinoma in cirrhotic and noncirrhotic patients. Arch Surg. 1999; 134: 984-992.
4）清水篤志，長谷川潔，菅原寧彦，他．肝切除術後の肝不全．消化器外科．2012; 35: 1631-1637．
5）長谷川大輔，大西英雄．^{99m}Tc-肝受容体シンチグラフィにおけるプレイナ画像とSPECT画像の肝機能指標の精度の検証．日放技学誌．2017；73（10）：1055-1060
6）黄　義孝．^{99m}Tc-GSA dynamic SPECTによる局所肝予備能評価：（Ⅰ）基礎的検討．核医学．1999; 36: 315-322．
7）Yonezawa T, Koike M, Oishi Y, et al. Application of breath-holding SPECT with high-speed-rotation technique in hepatic-function scintigraphy. Radiol Phys Technol. 2008; 1: 234-237.
8）Okuda K, Nakajima K, Yamada M, et al. Optimization of iterative reconstruction parameters with attenuation correction,scatter correction and resolution recovery in myocardial perfusion SPECT/CT. Ann Nucl Med 2014; 28（1）: 60-68.
9）高橋良昌，秋山真之，齋藤　徹，他．^{99m}Tc-GSAの肝予備能指標における心臓ROI設定方法の検討．日放技学誌．2014; 70: 799-804．
10）稲葉基高，仁熊健文，三村哲重，他．^{99m}Tc-GSAシンチグラフィとindocyanine green負荷試験における予測肝機能乖離症例の検討．肝胆膵．2011;

62: 607-611.
11) 富安真二朗, 広田昌彦, 大嶋寿海, 他. アシアロ糖蛋白処理能のパラメータを用いた肝切除術式の選択. 日消外会誌. 2000; 33: 579-583.
12) Miki K, Matsui Y, Teruya M, et al. Index of convexity: A novel liver function index using Tc-GSA scintigraphy. World J Gastroenterol. 2013; 19: 92-96.
13) 折田佳子, 小野寺敦, 夏目俊之. 肝切除に対する ^{99m}Tc-GSA SPECT 定量法を用いた新しい術前シミュレーションの考案. 日放技学誌. 2016; 72 (1): 50-57.
14) Yoshida M, Shiraishi S, Sakaguchi F, et al. A quantitative index measured on ^{99m}Tc GSA SPECT/CT 3D fused images to evaluate severe fibrosis in patients with chronic liver disease. Jpn J Radiol. 2012; 30: 435-441.

4　超音波

1 肝臓

1) 丸山憲一, 編著. これから始める腹部エコー. メジカルビュー社；2015.
2) 金田智.（1）肝の観察とその理論. 手にとるようにわかる秘腹部エコーテクニックとその理論（改訂版）ベクトル・コア；2013. P37.
3) 大藤正雄, 編著. 消化器超音波診断学. 医学書院；1985, p43.
4) 羽鳥知樹, 秋田博彰, 他. 超音波によるびまん性肝疾患の肝・脾サイズの計測. 腹腔鏡肝表面像との比較.. 日本画像医学雑誌. 1989；8：120-127.
5) 竹内和男, 奥田近夫. 肝臓の異常所見の読み方 (1) びまん性肝疾患. 消化器画像. 1999；1 (2)：269-276.
6) 矢島義昭, 大田恵, 成井貴, 他. 脂肪肝の超音波診断. 肝腎コントラストの意義について. 1982；肝臓 23：903-907.
7) 住野泰清, 他. びまん性肝疾患の超音波診断. 第 4 報 Bright liver pattern について. 1985；日超医論文集 45：45-46,
8) 住野泰清, 他. びまん性肝疾患の超音波診断. 第 8 報脂肪肝診断の再検討. 1989；日超医論文集 54：205-206.
9) 白石周一. 第 3 章 A 肝臓. 関根智紀, 南里和秀, 編. 日超検腹部超音波テキスト第 2 版. 医歯薬出版；2014. P91-134.

10) 矢島義昭, 他. Differential Tissue Harmonic Imaging 超音波診断装置による脂肪肝の所見.CT 所見との対比による診断基準の再評価. J Med Ultrasonics. 2010；37：587-600.
11) YASUKIYO SUMINO, DAVID KRAVETZ, et al. Ultrasonographic diagnosis of acute alcoholic hepatitis "Pseudoparallel.channel sign" of intrahepatic artery dilatation. GASTRO ENTEROLOGY 1993；105：1477-1482.
12) 住野泰清, 草野昌男, 窪田学, 他. アルコール性肝炎の超音波診断.肝動脈枝拡張による Pseudoparallel channel sign の本邦症例における臨床的意義について. J Med Ultrasonics. 1998；25：679-687.
13) 若杉聡ら. 肝硬変に出現する「櫛状エコー」の病理学的検討とその意義. J Med Ultrasonics. 1999；26：1185-1195
14) Ishida H, Yagisawa H, Morikawa P, et al. SIGNE DE DRAPEAU. NOUVEL ASPECT ECHOGRAPHIQUE DE LA CIRRHOSE MACRONODULAIRE. J ECHOGRAPHIE MED. ULTRASON. 1988；9：133-138.
15) 石田秀明, 八木沢仁, 他. 肝硬変の超音波像にみられる縞状所見.flag sign.について. 日超医講演論文集. 1988；51：829-830.
16) 神山直久, 他. 脂肪肝実質に出現する"簾状エコー"の発生機序に関する考察. J Med Ultrasonics. 2016; 43: 655-662
17) 竹内和男, 他. B 型肝炎による肝硬変の超音波像."メッシュ・パターン"を中心に. 腹部画像診断. 1989；9：805-812.
18) 自己免疫性肝炎の診断指針・治療指針（2013 年）. 肝臓. 2013；54：723-725.
19) 河村祐介, 熊田博光ら. 癌発症に至る長期フォロー（今月の特集非アルコール性脂肪性肝疾患）. 臨床検査. 2013-2014；57（4）：438-442.
20) 竹内和男. ここまで分かる腹部の超音波診断原発性肝細胞癌. 総合臨床. 2009；58（3）：508-516.
21) 肝腫瘤の超音波診断基準（日本超音波医学会用語・診断基準委員会）. J Med Ultrasonics. 2012；39：317-326.

22）原発性肝癌取扱い規約第6版．日本肝癌研究会編．金原出版；2015．

2 胆囊・胆道
1．観察の注意点
1）日本超音波検査学会．超音波基礎技術テキスト．超音波検査技術 特別号 vol.37 No.7:53-60, 2012.
2）山下康行．胆道・胆囊疾患の鑑別診断 肝胆膵の画像診断 CT・MRIを中心に．386-391．秀潤社，2010．
3）Albores Saavedra J, et al. Tumor of the gallbladder, extrahepatic bile ducts, and ampulla of vater. Atras of tumor pathology 3rd series 27：155－158, 2000.
4）濱田吉則，他．胆管径からみた胆管拡張の定義．胆と膵 35:943-945, 2014.
5）土屋凉一，他．肝外胆汁うっ滞の概念と分類．日本臨床 46:333-339, 1998.
6）Weill F, et al: Ultrasonic study of the normal and dilated biliary tree. The "shotgun" sign. Radiology 127:221, 1978.

2．疾患別撮影法
1）胆石症
1）急性胆道炎・胆囊炎診療ガイドライン改訂出版委員会編．-TG13新基準掲載- 急性胆管炎・胆囊炎診療ガイドライン2013．医学図書出版：2013
2）Schaad UB: Reversible ceftriaxone-associated biliary pseudolithiasis in children. Lancet2: 1411-1413, 1988.

2）胆囊腺筋腫症
1）木田光広，他．胆囊腺筋腫症の診断と取扱い．日本消化器病学会雑誌 112：456-463, 2015．
2）工藤康之，他．組織像からみた胆囊腺筋腫症．胆と膵 vol.28(10)：841-846, 2007.

3）胆囊癌
1）土屋幸浩，他．多施設集計報告，胆囊隆起性病変（最大径20mm以下）503症例の集計成績-大きさ別疾患頻度と大きさ別深達度-．日消誌 83; 2086-7, 1986

2）洞口淳，藤田直孝．US, EUS による胆嚢癌の深達度診断．胆道, 2009; 23:698-702
3）日本胆道外科研究会編．胆道癌取り扱い規約．第3版．金原出版, 1993.

4）急性胆嚢炎
1）急性胆道炎・胆嚢炎診療ガイドライン改訂出版委員会編．-TG13 新基準掲載 - 急性胆管炎・胆嚢炎診療ガイドライン 2013. 医学図書出版：2013
2）Ralls PW, et al. Prospective evaluation of the sonographic Murphy sign in suspected acute cholecystitis. J Clin Ultrasound 10:113, 1982.

5）慢性胆嚢炎
1）竹内和男，竹下理恵，小山里香子，他．胆道疾患におけるBモード超音波診断．J Med Ultrasonics 33(1)：5-24, 2006.

6）原発性硬化性胆管炎
1）中村 雄太，乾 和郎，芳野 純治，他．PSC の画像診断 − 腹部エコー -. 胆と膵 Vol.26(4) p.393-396, 2005.

7）肝外胆管癌
1）宮川 宏之，須賀 俊博，長川 達哉，他．肝外胆管癌．胆と膵 Vol.26(8) p.675-681, 2005.

8）先天性胆道拡張症
1）日本膵・胆管合流異常研究会．日本胆道学会．膵・胆管合流異常診療ガイドライン．医学図書出版, 2012
2）日本膵・胆管合流異常研究会．日本膵・胆管合流異常研究会診断基準検討委員会，濱田吉則，安藤久寛，神澤輝実，他．先天性胆道拡張症の診断基準 2015. 胆道 29: 870-873, 2015
3）濱田吉則，嵩原裕夫，安藤久寛．小児胆管径の基準値からみた胆管拡張の定義の問題点．胆と膵 31:1269-1272, 2010
4）戸谷拓二：先天性胆道拡張症の定義と分類．胆と膵 16: 715-717, 1995

9）膵・胆管合流異常
1）日本膵・胆管合流異常研究会，日本胆道学会：膵・胆管合流異常診療ガイドライン．医学図書出版, 2012
2）土屋博紀：先天性胆道拡張症．小児科診療 第75巻2号 279-284, 2012

3）田中麗奈：膵・胆管合流異常症の診断法．胆と膵 vol.33 No.1 27-31，2012
4）神澤輝実：膵胆管形成異常の臨床．日本消化器病学会雑誌 第105巻 第5号 669-678，2008

3 膵臓
1．観察の注意点
1）盧田玲子，他．体外式膵超音波走査法の工夫（膵精密エコー法）．胆と膵 vol.3 No.7: 627-631，2015．
2）榎真美子，他．膵の超音波診断 超音波解剖と走査法の工夫を中心に．J Med Ultrasonics 4(4)：305 - 311，2007．
3）木本英三，他．限局性膵炎の超音波検査による膵癌との鑑別診断．日本超音波医学会講演論文集 42:421，1983．

2．疾患別撮影法
1）膵管内乳頭粘液性腫瘍
1）Tanaka M, Fernandez-del Castillo C, Adsay V, et al. International consensus guidelines 2012 for the management of IPMN and MCN of the pancreas. Pancreatology 2012; 12: 183-97.
2）国際膵臓学会ワーキンググループ．IPMN/MCN 国際診療ガイドライン2012年版．医学書院，2012．

2）粘液性嚢胞腫瘍
1）Tanaka M, Fernandez-del Castillo C, Adsay V, et al. International consensus guidelines 2012 for the management of IPMN and MCN of the pancreas. Pancreatology 2012; 12: 183-97.
2）国際膵臓学会ワーキンググループ．IPMN/MCN 国際診療ガイドライン2012年版．医学書院，2012．
3）山雄健次、大橋計彦、澤木明、他．MCT と IPMT の臨床経過および画像診断からの鑑別．肝胆膵．2002，44; 67-73

3）漿液性嚢胞性腫瘍
1）高橋 邦幸．膵嚢胞性疾患の診断とフォローアップ．診断と治療 Vol.95-No.3，2007

2）真口 宏介，小山内 学，潟沼 朗生，他．膵腫瘍の超音波診断．Jpn J Med Ultrasonics Vol.37, No.4, 2010

4）充実性偽乳頭状腫瘍

1）Albors-Saavedra J, Simpson KW, Bilello SJ. The clear cell variant of solid pseudopapillary tumor of the pancreas: A previously unrecognized pancreatic neoplasm. Am J Surg Pathol 2006;30: 1237-1242.

2）吉岡正智，江上格，前田昭太郎，他．膵 Solid-Pseudopapillary Tumor の臨床病理学的特徴と外科的治療 本邦報告302例と自験6例について．胆と膵，2001; 22（1）:45-52

5）神経内分泌腫瘍

1）江嵜 秀和，河本 泉，細田 洋平，他．膵神経内分泌腫瘍の外科診療．胆と膵 Vol.33（8） p.641-647, 2012.

2）蒲田 敏文，井上 大，小坂 一斗，他．膵NETの画像診断．胆と膵 Vol.35（7） p.605-614, 2014.

6）膵管癌

1）日本膵臓学会膵癌診療ガイドライン改訂委員会・編．科学的根拠に基づく膵癌診療ガイドライン．2013年版，金原川版, 2013.

2）江川新一，他．疫学からみた膵癌の高危険群と早期診断．肝胆膵 66: 251-259, 2013.

3）梅田純子，他．膵癌の早期画像診断．肝胆膵 68（6）: 849-855, 2014.

7）急性膵炎

1）急性膵炎診療ガイドライン2015改訂出版委員会・編．急性膵炎診療ガイドライン2015 第4版．金原出版社, 2015

8）慢性膵炎

1）厚生労働省難治性膵疾患に関する調査研究班，日本膵臓学会，日本消化器病学会．慢性膵炎臨床診断基準2009．膵臓 24: 645-646, 2009

2）星 恒輝，入澤 篤志，斎藤 暁子，他．慢性膵炎診療における体外式超音波検査の意義．胆と膵 Vol.36（7） p.673-678, 2015

9）自己免疫性膵炎

1）日本膵臓学会 厚生労働省難治性膵疾患に関する調査研究班：自己免疫性

膵炎臨床診断基準 2011. 膵臓 27:17-25, 2012
2) Shimosegawa T, Chari ST, Frulloni L, et al. International Consensus Diagnostic Criteria for Autoimmune pancreatitis: Guidelines of the International Association of Pancreatology. Pancreas 2011; 40: 352-8

Ⅲ　ダイナミック・スタディの比較

1) 小倉明夫，宮井明，前田富美恵，他．肝臓 dynamic study における MRI と CT のコントラスト分解能の比較．日放技学誌．2002；58(2)：286-291.
2) 小倉明夫，宮井明，前田富美恵．Dynamic CT と dynamic MRI の肝腫瘍検出能の比較―物理的評価―．臨床放射線．2003；48(8)：921-929.

索　引

数　字

⁹⁹ᵐTc-GSA ……………………… 141
⁹⁹ᵐTc-スズコロイド ……………… 159
⁹⁹ᵐTc-フィチン酸 ………………… 159

英　文

A
acute cholecystitis ……………… 50
acute pancreatitis ………… 17, 57
adenomyomatosis ……………… 50
A-P shunt ……………… 34, 41, 188
autoimmune hepatitis（AIH）…… 203
automated external defibrillator
（AED）………………………… 26

B
blight loop pattern …………… 220
bright liver …………………… 187
bull's eye pattern……………… 227

C
cantlie line …………………… 236
carcinoma in the body and tail of the
pancreas ……………………… 18
carcinoma of the head of the
pancreas ……………………… 18
cavernous hemangioma ……… 43
centri-lobular pattern ………… 190
chameleon sign ……………… 216
Child-Pugh 分類 ……………… 152
cholelithiasis…………………… 14
chronic pancreatitis …………… 59
cluster sign …………………… 227
CNR …………………………… 296
Couinaud 分類 ………………… 6
curved multi-planer reconstruction
（CPR）………………………… 88
CT during arterial portography
（CTAP）……………………… 38
CT hepatic arteriography（CTHA）
………………………………… 38
CT 減弱補正 …………………… 146
curved planar reconstruction
（CPR）………………………… 56
cyst in cyst ……………… 276, 277

D
debris ……………………… 252, 253
deep attenuation …………… 187
diagnostic reference level（DRL）… 31
DIC …………………………… 243

disappearing sign ･･････ 216
DIXON 法 ･･････ 109
drip infusion cholangiographic-computed tomography（DIC-CT） ･･････ 47, 75

E
EOB 肝造影検査 ･･････ 136
Epstein-Barr virus（EBV） ･･････ 190

F
fill-in pattern ･･････ 128
flag sign ･･････ 197
fluttering sign ･･････ 216
flying bat pattern ･･････ 161
focal spared area ･･････ 188
functional liver index（FLI） ･･････ 150

G
gallbladder cancer ･･････ 50
gallstone disease ･･････ 49
Gd-EOB-DTPA（EOB） ･･････ 93
GSA アシアロシンチグラフィ ･･････ 83

H
halo ･･････ 220
hepatic fat fraction（HFF） ･･････ 130
hepatocellular carcinoma（HCC） ･･････ 7, 40
hyperplastic nodule ･･････ 126

I
IgG4 関連硬化性胆管炎 ･･････ 256
IgG4 関連疾患 ･･････ 256, 290
index of convexity（IOC） ･･････ 149
indocyanine green（ICG）試験 ･･････ 148
intraductal papillary mucinous neoplasm（IPMN） ･･････ 60, 138, 274

intrahepatic cholangiocarcinoma ･･････ 10

K
Kupffer 細胞 ･･････ 123

L
liver cirrhosis ･･････ 10
liver uptake value（LUV） ･･････ 150

M
marginal strong echo ･･････ 215
metastatic liver cancer ･･････ 10, 42
MOF ･･････ 243
mosaic pattern ･･････ 220
MRCP ･･････ 132
MRI 検査前の説明書 ･･････ 94
MRI 造影剤 ･･････ 99
MR spectroscopy（MRS） ･･････ 130
mucinous cystic neoplasm（MCN） ･･････ 276
multi b 値 ･･････ 118

N
non-alcoholic fatty liver disease（NAFLD） ･･････ 129, 212
non-alcoholic steatohepatitis（NASH） ･･････ 129, 212
neuro endocrine tumor（NET） ･･････ 282
nodule in nodule ･･････ 220

O
oblique MPR ･･････ 52
ordered subset expectation maximization method（OSEM 法） ･･････ 145

P

pancreatic cancer ……………… 62
pancreatic neuro endocrine neoplasm:
PNEN ……………………………… 61
parabiliary venous system ……… 188
penetrating duct sign ………… 290, 291
peritumoral fat-spared area … 188, 219
PET 検査 ………………………… 158
portal vein tumor thrombus（PVTT）
………………………………………… 221
preoperative portal vein embolization
（PVE） …………………………… 83
primary biliary cholangitis（PB）
………………………………………… 205
primary sclerosing cholangitis（PSC）
…………………………………… 138, 256
protein plug ……………………… 262
pseudo-parallel channel sign（PPCS）
………………………………………… 196

R

Rokitansky-Aschoff sinus（RAS）
…………………………………… 138, 239, 248

S

serous cystic neoplasm（SCN） … 278
shotgun sign ……………………… 243
sludge ……………………………… 252, 253
SNR ………………………………… 296
solid pseudopapillary neoplasm
（SPN） …………………………… 280
Sonographic Murphy sign ………… 252
SPECT Fusion …………………… 83
SPIO ……………………………… 123
splenomegaly ……………………… 20
starry-sky sign …………………… 190
susceptibility-weight imaging（SWI）
………………………………………… 110

T

T2 強調画像 ……………………… 117
T2*強調画像 ……………………… 110
T2 shine through ………………… 118
time enhancement curve（TEC）…… 29
time intensity curve ……………… 298

U

umbilication ……………………… 227

V

vascular blurring ………………… 187
vascularity ………………………… 227

W

wax and wane sign ……………… 216

和文

あ
アルコール性肝炎　195
アルコール性肝線維症　183, 195
安全確認の問診票　95
安全管理　98

い
息止め撮像　104
異形結節　207
飲水法　265

え
遠肝性血流　211

か
解像特性　297
外側高エコー　238
海綿状血管腫　43, 128
拡散強調画像　117
仮性膵嚢胞　286
肝縁　172
肝外胆管内結石　246
肝外胆管癌　258
肝機能低下　155
肝血管腫　215
肝硬変　10, 207
肝サイズ　178
肝細胞癌　7, 40, 156
肝細胞相　120
肝受容体シンチグラフィ　141
肝静脈相　75
肝小葉　4
肝腎コントラスト　182
肝切除シミュレーション　80, 150
肝臓 MRI 検査　102
肝臓ダイナミック・スタディ　293, 295
肝損傷　65
肝損傷分類　66
肝胆道シンチグラフィ　162
肝特異性造影剤 EOB　102
肝内結石　246
肝内胆管癌　10, 258
肝脾シンチグラフィ　159
肝表面　180
肝 volumetry　79

き
偽胆石　246
機能肝容積　84
急性肝炎　190
急性膵炎　17, 57, 286
急性胆嚢炎　50, 252
急性腹症　46
禁食　158

く
空間分解能　108
櫛状エコー　197
グリソン鞘　4

け
経口造影剤　131

血管確保	26	漿液性嚢胞性腫瘍	278
検査説明と同意書	93	使用コイル	101
原発性硬化性胆管炎	138, 256	食後胆嚢	233
原発性胆汁性胆管炎	205	神経内分泌腫瘍	61, 282
		診断参考レベル	31

こ

後期動脈相	47, 87
剛体補正	76
呼吸停止困難	135
呼吸同期	104
呼吸同期撮像	114
コレステロール胆石	49
コロナ濃染	41
混合型 IPMN	274
コントラスト	296

す

膵癌	62
膵管癌	284
膵管内乳頭腫瘍	60
膵管内乳頭粘液性腫瘍	138, 274
膵実質相	55
膵損傷	69
膵体尾部癌	18
膵胆管合流異常	14
膵頭部癌	18
スーパーレート（超遅延）	121
簾状エコー	197

さ

再生結節	207
サイドローブアーチファクト	234
撮像タイミング	104
残肝予備能	153

せ

正中弓状靱帯	90
赤脾髄	19, 63
説明書（ヨード造影剤）	24
先天性胆道拡張症	260

し

時間エンハンスメント曲線	29
時間分解能	106
色素胆石	49
止血	36
自己免疫性肝炎	203
自己免疫性膵炎	290
自動体外式除細動器	26
脂肪肝	38, 186
充実性偽乳頭状腫瘍	280
主膵管型 IPMN	274
術前門脈塞栓術	83
主葉裂溝	236

そ

造影検査の説明書（MRI）	96
早期動脈相	47, 55, 73, 87
相対コントラスト	299
総胆管結石	46
損傷分類	65

た

体位変換	176
ダイナミック CT	28
ダイナミック撮像	111

ダイナミック収集	142
多血性肝細胞癌	125
多血性腫瘍	114
多重反射	234
多臓器不全	243
多段階発癌	41
胆管癌	52
胆石症	14, 49, 246
胆道排泄	144
胆道閉鎖症	165
胆囊癌	50, 250
胆囊緊満	237
胆囊結石	246
胆囊収縮能	162
胆囊腫大	237
胆囊腺筋腫症	138, 248
胆囊腺筋症	50
蛋白栓	262

ち

沈殿物	253

て

転移性肝癌	10, 42, 127

と

動脈門脈シャント	34

な

内側低エコー	238

ね

粘液性囊胞腫瘍	276

は

白脾髄	19, 63
播種性血管内凝固症候群	243
抜針	36
パトラックプロット法	150

ひ

非アルコール性脂肪肝	129
非アルコール性脂肪肝炎	129
非剛体補正	76
脾腫	20
脾腎コントラスト	182
脾腎短絡路	211
非造影 MRA	119
脾損傷	68
左肋骨弓下走査	173

ふ

腹腔動脈合併尾側膵切除術	91
副脾	140
浮遊物	253
分枝型 IPMN	274

へ

平衡相	36, 55, 75, 87
閉塞性黄疸	46
ヘパトグラム解析	162
ヘモクロマトーシス	39

ほ

乏血性肝細胞癌	126
乏血性腫瘍	114
ボーラス・トラッキング法	34, 73, 111

ま

慢性肝炎	199
慢性膵炎	59, 288
慢性胆囊炎	254

み

右肘静脈	26

め

メッシュワークパターン……… 184, 202

も

網内系細胞…………………………… 123
モニタリング画像…………………… 112
問診票・同意書（ヨード造影剤）…… 25

門脈腫瘍栓…………………………… 221
門脈相………………………………… 74
門脈優位相………………… 36, 47, 55, 87

ろ

肋間走査……………………………… 175

超実践マニュアル　肝胆膵脾

価格はカバーに表示してあります

2018年6月2日　第一版　第1刷　発行

監　修	VERSUS研究会 ©
編　集	小倉　明夫・石風呂　実・松原　馨・對間　博之・内田　幸司・ 船橋　正夫
発行人	古屋敷　信一
発行所	株式会社 医療科学社
	〒113-0033　東京都文京区本郷 3 – 11 – 9
	TEL 03(3818)9821　　FAX 03(3818)9371
	ホームページ　http://www.iryokagaku.co.jp
	郵便振替　00170-7-656570

ISBN978460031015　　　　　　　　　（乱丁・落丁はお取り替えいたします）

本書の複製権・翻訳権・上映権・譲渡権・公衆送信権（送信可能化権を含む）は（株）医療科学社が保有します。

JCLS　〈（株）日本著作出版権管理システム委託出版物〉
本書の無断複写は著作権法上での例外を除き，禁じられています．
複写される場合は，そのつど事前に(株)日本著作出版権管理システム（電話 03-3817-5670，FAX 03-3815-8199）の許諾を得てください．